머 리 말

　용궁성(龍宮城)에서 용녀로부터 받은 상자를 연 순간 백발이 된 이야기를 동화에서 볼 수 있듯이 백발은 되돌아오지 않는 시간의 경과와 노화(老化)의 상징으로 생각되고 있다.
　그런데 최근 젊은 사람에게 노화의 상징인 백발이 늘어나고 있다. 30대는 물론 고교생, 중학생, 더욱이는 유아에게까지 확대되고 있다. 나라의 장래를 책임질 젊은이의 머리가 이래서야 되겠는가?
　머리 이외의 분야에서는 '암수술의 신기술', '○○병에 획기적 효과' 등 현대 의학은 눈부신 발달을 이루고 있다고 하는데 가장 가까운 머리 문제에 관해서는 그 원인의 해명도, 적절한 치료법도 아직 발견되지 않고 있는 실정이다.
　병원이나 건강 센터 등에는 해마다 연령을 예측할 수 없는 백발이나 탈모증 환자로부터 상담이 쇄도해 오고 있다고 한다. 그 숫자도 해를 거듭할 수록 증가해가고 있다는 것이 병원 관계자의 설명이다. 이런 사람들에게는 공통적인 몸의 변조가 있다는 사실을 알 수 있다.
　머리의 이상은 단지 머리만의 문제가 아니라 몸 전체를 구성하는 세포의 노화현상임에 틀림없고 그 세포에 양분을 공급하고 있는 혈액의 이상 상태라고도 할 수 있다.

이것은 미국에서도 과학적으로 증명되어 전세계 의학자들의 주목을 받고 있다.

방법은 피험자(被驗者)의 모발(毛髮)을 1g 채취해서 ICP분석법(유도결합 플라즈마)에 의해 모발의 미네랄을 분석하는 것이다.

이 분석법에 따르면 몸 전체의 기능에 관계하는 미량원소(微量元素)의 밸런스를 알 수 있고, 그 결과로 내장이 충분히 작용할 수 있는 환경에 있는지 어떤지를 알 수 있다.

관심있는 연구소 등에서는 '머리는 피(血)의 잔여분(나머지)이다'라는 동양 의학적인 입장에서 모발은 배설기관의 하나라고 생각하고 내장이나 건강의 바로미터라고 주장해 왔지만 그것은 미국에 있어서의 연구 결과와도 일치하고 있음을 알 수 있다.

백발은 몸의 적신호이다. 백발을 내버려 두어서는 안 된다. 백발을 염색에 의지하는 것도 위험하다. 외관을 속이는 것만으로는 진짜 해결이 되지 않으며 당신의 건강은 자꾸자꾸 좀먹혀 들어갈 뿐이다.

동화 속의 백발의 원인은 상자였지만 당신의 백발은 어떤 상자에 들어 있을까?

예방법과 치료 방법도 분명 있으니까 두려워하지 말고 빨리 확실한 원인을 파악해서 예방하고 치료하여 원래의 상태로 되돌리기를 간절히 바란다. 백발이 치료되면 당신은 몸의 중심부터 건강을 회복해서 무서운 병도 막을 수 있을 것이다.

백발 예방과 치료법
* 차 례 *

□ 머리말 ··· 7

프롤로그/모발 건강에 대해서 우리는 얼마나 알고 있는가

피부과 의사도 모르는 모발의 무서운 이야기 ············ 24
□ 아기에게 백발이 자랐다 ··· 24
□ 유치원아의 큰 원형탈모(圓形脫毛) ···························· 25
□ 가발 밑은 마네킨 인형(人形)의 머리 ······················· 26
□ 불쌍한 30대의 젊은 대머리 ···································· 28
□ 멋부리기 염색으로 괴담 속의 주인공과 같은 두 발이 ···· 29

현미경 사진으로 보는 모발의 실태 ······················· 31
□ 자연탈락모(自然脫落毛)와 원형탈모증(圓形脫毛症)의 모근
  (毛根) ··· 31
□ 손상된 모발의 표면 ·· 34
□ 지모(枝毛) ··· 35
□ 퍼머넌트에 의한 단모(斷毛) ····································· 36
□ 헤어블리치, 헤어 다이 겸용에 의한 손상모(損傷毛) ······ 37
□ 건강한 모발의 세발(洗髮) 직후와 1주일 후 ··············· 38

큐티클이 깨끗한 세발 후의 머리카락 ····· 38
모발에 좋다고 생각되는 식품과 기구 ····· 40
- □ 모발에 좋은 여러 가지 식품 ····· 40
- □ 한방침(漢方針) ····· 41
- □ 헤어 브러시 ····· 42
- □ 태극봉(太極棒) ····· 43
- □ 백발 예방과 치료를 위해 잘 쓰이는 한방 식품 ····· 45

탈모나 백발이 걱정인 사람은 자신의 모발을 테스트해 보자 ····· 46

위(衛)였던 당신은 걱정하지 않아도 괜찮다 ····· 49
- □ 위기영혈(衛氣營血)은 병변(病變) 심천상태(深淺狀態)의 단계 ····· 49
- □ 위(衛)는 위생(衛生), 방위(防衛)의 위(衛) ····· 49

병은 마음에서 비롯된다 — 기(氣)였던 당신은 기운을 내어라 ····· 51
- □ 기(氣)는 원기(元氣)의 기(氣), 병은 기(氣)로부터의 기(氣) ····· 51
- □ 안과 밖에서 기분(氣分)을 바꾼다 ····· 52

영(營)이었던 당신은 상당히 심각하다 — 진심으로 대책을 ····· 53
- □ 영(營)은 영양(營養)을 의미하고 있다 ····· 53
- □ 몸의 증상이 사라지면 모발(毛髮)도 좋아진다 ····· 54

혈(血)이었던 당신의 모발은 빈사 상태 — 철저하게 대책을 ·········· 55
- □ 혈(血)은 혈액(血液)까지 침범당해 있다는 의미 ············ 55
- □ 비토(脾土), 심화(心火), 간목(肝木)이 가장 관계 깊다 ······ 56
  - 비토(脾土)의 경우의 식단 예 ·· 57
  - 심화(心火)의 경우의 식단 예 ·· 58
  - 간목(肝木)의 경우의 식단 예 ·· 59

제1장/모발은 마음과 몸을 정직하게 비쳐내는 거울

모발의 상태와 아이의 성적은 정비례한다 ················ 62
- □ 학원 과외(學院課外)보다 두발 관리를 ······················· 62
- □ 아이의 체온(體溫)이 내려가고 있는 현실 ··················· 63
- □ 학교 급식(學校給食)을 체크하라 ······························· 64

가극(歌劇) '백녀(白女)'는 가공의 이야기가 아니다 ······ 68
- □ 중국의 가극 '백녀(白女)' 이야기 ······························· 68
- □ 긴장이나 공포는 모발의 혈행(血行)을 방해한다 ············ 69
- □ 7정(七情), 6음(六淫)은 모발을 나쁘게 만든다 ············· 70

백발인 사람은 치매가 빨리 찾아온다? ······················· 72
- □ 한방(漢方)에서는 혈허(血虛)를 모발로 발견한다 ··········· 72
- □ 커피나 담배로 속이는 것은 역효과 ···························· 73

대머리가 정력(精力)이 끝내준다는 것은 거짓말 ··········· 75

□ 머리가 벗겨진 사람은 위급할 때 믿을 수 없다 ·················· 75
□ 대머리에는 4가지 단계가 있다 ······································ 76
□ 텅 빈 욕조에 불을 지피는 행위에 주의 ··························· 77
□ 대머리가 치료되면 정말로 남자다워진다 ························· 78

모발의 가리마를 바꾸어서 아플 때는 요주의 ················ 80
□ 가리마가 아픈 것은 두피(頭皮)가 결리는 증거 ················ 80
□ 가리마는 가끔 바꾸는 편이 좋다 ··································· 81

백발, 탈모는 모두 내장(內臟)의 '상태'이다 ··················· 83
□ 한방 독특의 사고 방식 '치미병(治未病)' ······················· 83
□ 인간의 몸은 자연계(自然界)와 같다 ······························· 83
□ 모발(毛髮)은 건강을 지켜주는 전초기지(前哨基地) ········ 85
□ 내장(內臟)의 병은 정통으로 모발(두발)에 나타난다 ········ 86
　[심화(心火)가 나빠서 탈모(脫毛), 백발(白髮)이 된 사람] ········ 87
　[간목(肝木)이 나빠서 백발이나 탈모가 일어나는 사람] ········ 88
　[비토(脾土)가 나빠서 백발이나 탈모가 일어나고 있는 사람] ········ 89

제 2 장/모발의 메카니즘을 아는 것, 그것이 백발을 해결하는 첫걸음

모발(毛髮)은 피(血)의 여분이다 ······························· 92
□ 머리카락은 피(血)로 만들어진다 ··································· 92
□ 먹은 것이 피가 되고 머리카락이 된다 ··························· 92

머리카락의 질(質)을 결정하는 '선천적인 기(氣)'와

'후천적인 기(氣)' 94
- □ 기(氣)가 피(血)를 진행시킨다 94
- □ 태내(胎內)에서 선천적인 기(氣)를 받는다 95
- □ 태어나면 후천적인 기(氣)를 받는다 95
- □ '가문(家門)보다 가정 교육이 중요하다'라는 말은 머리카락에도 해당된다 97

모발(毛髮)은 단순한 장식이 아니다 99
- □ 쥐털에 수은(水銀)이 99
- □ 최대의 모발 역할(毛髮役割)을 드디어 알았다 101
- □ 탈모(脫毛)가 고마운 점도 있다 101

현대 여성의 머리카락은 자꾸자꾸 나빠지고 있다 104
- □ 털의 구조(構造)는 '김말이'라고 생각하면 좋다 104
- □ 현대 여성의 머리카락이 가늘어서 불안한 이유 105

백발(白髮)은 나이보다 늙어 보여서 손해 108
- □ 백발의 직접 원인은 멜라닌 색소의 결핍 108
- □ 57세까지는 백발이 되지 않을 것이다 109
- □ '넘어지기 전의 지팡이'는 백발에도 적용되나 110

백발은 전신 건강(全身健康)의 주의신호(注意信號) 112
- □ 국민학생의 희끗희끗 센 머리 112

왜 대머리가 되는가 114
- □ 대머리는 과연 유전인가 114

백발이 생기면 3개월 전의 일기를 다시 읽어라 117

- ☐ 3개월 전 당신은 무엇을 했는가 ········· 117
- ☐ 백발은 절대로 뽑아서는 안 된다 ········· 118

머리카락을 나쁘게 만드는 여성의 생활 ········· 119
- ☐ 이런 생활은 머리카락을 망친다 ········· 119
- ☐ 머리카락을 위해서 하고 있는 것이 마이너스로 ········· 120

머리카락을 나쁘게 만드는 남성의 생활 ········· 122
- ☐ 대머리는 무신경한 생활의 보답 ········· 122
- ☐ 모발에 가장 나쁜 것은 철야(徹夜)와 담배 ········· 123

이런 식사는 머리카락을 망친다 ········· 125
- ☐ 동양의학에 있어서 머리카락과 식사의 관계 ········· 126
- ☐ 머리카락을 위한 최악의 식생활(食生活) ········· 127

모발에 나쁜 식사의 예(일주일 간) ········· 129
- ☐ 월요일 ········· 129
- ☐ 화요일 ········· 130
- ☐ 수요일 ········· 130
- ☐ 목요일 ········· 131
- ☐ 금요일 ········· 131
- ☐ 토요일 ········· 132
- ☐ 일요일 ········· 132

제3장/머리카락은 침묵하고 있다

인생의 3가지 전기(轉機)와 모발 분석 ········· 134
- □ 제1의 전기(轉機) ─ 알프스에서 만난 대설붕 ········ 134
- □ 제2의 전기(轉機) ─ 한방에의 눈뜸 ········· 136
- □ 제3의 전기(轉機) ─ 모발 분석과의 만남 ········· 138

모발 분석이란 어떤 것인가 ········· 140
- □ 검사(檢査)에서 이상치(異常値)가 나온 후는 늦다 ········· 140
- □ 큰 일에 이르기 전의 발견이 필요 ········· 141
- □ 모발은 침묵하고 있다, 그러나 모발 분석은 잘 말해준다 142
- □ 모발 분석은 체내에 들어가지 않아 상처를 주지 않는다 ··· 143
- □ 모발 분석은 만능약(萬能藥)이 아니다 ········· 145
- □ 세계가 주목하고 있는 모발 분석(毛髮分析) ········· 146

식생활의 개선만으로 모발의 분석 결과는 이렇게 달라진다 ········· 148
- □ 1년 간에 약 700건의 모발 분석을 의뢰 ········· 148
- □ 탈모 증상이 심했던 고혈압의 58세 여성 ········· 149
- □ 젊은 대머리로 고민하고 있던 20세의 핸섬한 남성 ········· 150
- □ 58세 여성의 경우 ········· 152
- □ 20세 남성의 경우 ········· 155
- □ P박사의 모발 지도와 모발 분석 ········· 156

모발 분석으로 보는 이 이상한 일치(一致) ········· 157
- □ 흉악범죄자의 모발에는 납이 많았다 ········· 157
- □ 성적이 좋은 학생에는 납과 카드뮴이 적다 ········· 158
- □ 정신병 환자가 의과대학 주임 교수에 ········· 158

☐ 에콰도르의 장수자 모발의 공통점 ·············· 159

모발 분석의 결과 판명된 셀레늄의 중대성 ·············· 161
☐ 셀레늄은 어디에 있는가 ·············· 161
☐ 셀레늄 감소의 위기 ·············· 162
☐ 셀레늄은 건강과 이렇게 관계가 있다 ·············· 163
☐ 셀레늄 부족의 쥐는 대머리가 된다 ·············· 164
☐ 셀레늄 보강을 위해 좋은 식품 ·············· 165

제4장 / 백발, 탈모가 반드시 치료되는 경이의 7대 특효식

식사 내용으로 좌우되는 모발 ·············· 168
☐ '모발은 피의 여분이다'를 입증한 모발 분석 ·············· 168
☐ 식사 내용이 좋아도 먹는 방법에 따라 효과가 다르다 ······ 169

아침, 점심, 저녁에 따른 식사 방법 ·············· 171
☐ 아침 식사에는 야채 수프를 ·············· 171
☐ 미국식 식사는 모발을 아메리칸으로 만든다 ·············· 172
☐ 점심은 도시락 지참이 이상적 ·············· 173
☐ 저녁은 취침 3시간 전에 끝낸다 ·············· 173

모발에 악영향을 주는 음식 ·············· 175
☐ 커피는 모발에 나쁜 음식의 넘버 원 ·············· 175

7대 특효식(特効食)이란 무엇인가 ·············· 177

특효식 1 ⇨ 셀렌 이스트 — 전반적으로 좋지만 특히 영(營), 혈(血)의 사람에게 특효 ·········· 178
- □ 셀레늄의 보급을 ·········· 178
- □ 셀레늄을 많이 포함하는 식사를 ·········· 178
- □ 셀렌 이스트는 셀레늄＋이스트균 ·········· 180
- □ 셀렌 이스트를 사용하지 않는 의사는 가짜 의사 ·········· 180

특효식 2 ⇨ 호두꿀 — 혈(血)에, 특히 비토(脾土)인 사람에게 특효 ·········· 182
- □ 호두, 참깨, 벌꿀의 효용(效用) ·········· 182
- □ 호두꿀은 호두, 참깨, 벌꿀의 페스트 ·········· 183

호두꿀의 무침 3종류 ·········· 184
- □ 참깨 무침 ·········· 184
- □ 참깨 초무침 ·········· 184
- □ 초된장 무침 ·········· 186

호두꿀 요리 6종 ·········· 188
- □ 호두꿀 고구마 ·········· 188
- □ 호두꿀 산적 ·········· 189
- □ 호두꿀이 든 쇠고기 조미국물 ·········· 190
- □ 호두꿀이 든 초밥 ·········· 192
- □ 호두꿀이 든 쿠키 ·········· 194
- □ 호두꿀이 든 과일 케익 ·········· 194

특효식 3 ⇨ 와인 오일 — 혈(血)에, 특히 심화(心火)인

사람에게 특효 195
- □ 식물의 씨에서 채취하는 기름은 양질로 건강에 좋다 195
- □ 와인 오일은 포도씨에서 채취한 기름 196

와인 오일을 사용한 요리 8종 198
- □ 당근, 샐러리, 오이의 채썰이 사라다 198
- □ 당근 사라다 만드는 법 199
- □ 슬라이스 오니온 사라다 만드는 법 200
- □ 호박 그라세 201
- □ 고구마와 파인애플의 조림 202
- □ 김구이와 캐쉬너트 202
- □ 옥돔의 기름 구이 203
- □ 가지의 기름 구이 204

특효식 4 ➪ 적수오(赤首烏) — 혈(血)에, 특히 간목(肝木)인 사람에게 특효 207
- □ 적수오는 붉은 하수오(何首烏) 207
- □ 효과는 크지만 사용상의 주의를 잊지 않도록 207

적수오(赤首烏)의 요리 4종 209
- □ 검은 콩 드링크 209
- □ 적수오(赤首烏)와 구기자 드링크 210
- □ 적수오 죽 211
- □ 적수오(赤首烏)와 흑깨의 단팥죽 212

특효식 5 ➪ 후발효차(後醱酵茶) — 전반적으로

좋지만, 특히 기(氣), 영(營), 혈(血)의 사람에게 특효 ··· 214
- □ 한국인은 차를 좋아하는 민족 ··· 214
- □ 독(毒)도 약(藥)도 되는 차(茶) ··· 215
- □ 원점(原点)으로 돌아온 차(茶) ··· 216
- □ 물만 마셔도 살찌는 타입의 비만(肥滿)에 좋은 차(茶) ··· 216
- □ 하루의 처음과 마지막에는 반드시 후발효차를 마신다 ··· 217
- □ 후발효차(後醱酵茶) 드링크 ··· 217

특효식 6 ⇨ 연룡(蓮龍) 드링크 ─ 기(氣), 혈(血)에, 특히 혈의 심화(心火)인 사람에게 특효 ··· 219

- □ 연꽃 열매는 심(心)을 보완하고, 위장을 튼튼하게 한다 ··· 219
  - '심장(心臟)의 보료 음식(補遼飮食)'으로서 ··· 219
  - '비(脾), 위(胃), 대·소장(大小腸)의 보료 음식' ··· 219
- □ 연룡 드링크는 단맛이 나는 맛있는 음료 ··· 220
- □ 연꽃 열매의 죽은 모발의 노화 방지에 좋다 ··· 221

특효식 7 ⇨ 스피룰리나 ─ 기(氣), 영(營), 혈(血)에, 특히 혈(血)의 간목(肝木)인 사람에게 특효 ··· 222

- □ 스피룰리나는 단백질이 탁월한 해조(海藻) ··· 222
- □ 순도(純度)가 높은 스피룰리나를 아침·저녁 2번, 2g씩 마신다 ··· 223
- □ 녹색 치즈, 스피룰리나 ··· 223

제5장 / 몸 안과 밖에서 모발을 소생시키는 심리, 체조 요법과 손질

심인성 모발(心因性毛髮)의 트러블에 효과가 있는 도인 호흡법(導引呼吸法) 226

- □ 중국의 약 2000년 전의 무덤에서 나온 건강법(健康法) ... 226
- □ 합기(合氣)와 도인(導引)은 관계가 깊다 227
- □ 화타(華陀)가 만든 '5금(五禽) 놀이' 228
- □ 도인(導引)의 근본은 자연에 거슬리지 않는 것 229
- □ 도인 호흡법(導引呼吸法)이 왜 모발에 유익한가 230
- □ 도인 호흡법(導引呼吸法)의 방법 231

마음을 편하게 하고 피로를 풀어주는 태극봉(太極棒) 233

- □ '마왕퇴(馬王堆) 3호 한묘(漢墓)'에도 그려져 있었다 233
- □ 태극봉(太極棒)의 선택법 234
- □ 태극봉(太極棒)의 사용법 235

간단히, 유효하게 급소를 자극하는 한방침 자극 241

- □ 해보면 잘 알 수 있는 상쾌한 자극 241
- □ 정발한 채 헤어스타일을 무너뜨리지 않고도 한방침 자극이 가능하다 242
- □ 마그네트가 내장되어 있다 242
- □ 침과 마사지 양쪽의 효과를 기대할 수 있다 243
- □ 5장 6부(五藏六腑)의 정기(精氣)는 모두 머리로 올라간다 243
- □ 머리에는 온몸의 반응점(反應点)이 있다 244
- □ 한방침(漢方針)의 사용법 247
  - 타법(打法) 247

압법(壓法) ·· 250
추법(椎法) ·· 250

모발의 트러블이 가벼운 사람에게 좋은 브러싱 ······ 251
□ 브러시는 천연 멧돼지털이 좋다 ················· 251
□ 브러시는 청결하게 해서 사용한다 ··············· 253

도구의 필요없이 지압 효과가 있는 손가락 마사지 ····· 254
□ 한방침을 맞기 전에 하는 것도 좋다 ············· 254
□ 샴푸나 헤어 팩 때에 ··························· 254
 지그재그 마사지 ······························ 255
 손바닥 마사지 ································ 255
 패팅 ·· 255

일상의 손질이 모발을 좌우한다 ····················· 258
□ 샴푸와 헤어 팩의 좋고 나쁨이 모발을 좌우한다 ··· 258
□ 샴푸의 포인트 4가지 ··························· 258
□ 두피에는 3가지 타입이 있다 ···················· 259
 노말 타입 ···································· 259
 건성 타입 ···································· 259
 지성 타입 ···································· 260
□ 노말 타입의 샴푸와 헤어 팩 ····················· 260
□ 건성(乾性) 타입의 샴푸와 헤어 팩 ··············· 264
□ 지성(脂性) 타입의 샴푸와 헤어 팩 ··············· 267

프롤로그

모발 건강에 대해서 우리는 얼마나 알고 있는가

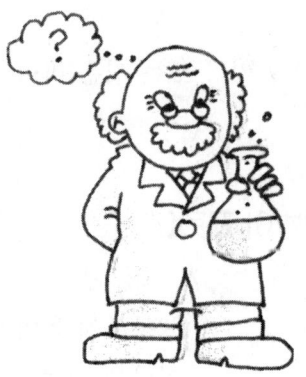

피부과 의사도 모르는
모발의 무서운 이야기

　M박사에게는 모발에 고민을 가진 사람이 하루에 여러 명 찾아온다. 대부분은 놀라지 않는 M박사이지만 때로는 그런 M박사조차 소리를 죽이는 경우도 있다.
　피부과 의사도 모르는 무서운 모발의 현실…… 이렇게 되지 않도록 우리들은 이 윤기가 도는 검은 머리카락을 중요시 여겨야 하지 않을까?

□ 아기에게 백발이 자랐다

　M박사가 잘 알고 있는 젊은 부부에게 아기가 태어났다.
　아는 바와 같이 아기는 태어났을 때는 배냇머리가 나 있고, 다음엔 틀림없이 모발이 자란다.
　이 아기도 배냇머리 때는 전혀 없었는데 다음에 자란 털 몇 개인가가 백발이었다. 유치원아의 백발이나 탈모는 가끔 보지만 1세 아기의 백발은 M박사로서도 첫 체험이었다.

불쌍한 아기.

이것은 아기에게 책임이 있는 것이 아니고 부모의 책임이다.

어머니는 아직 젊은데 백발이 있고, 아버지의 머리카락은 전체적으로 불그죽죽하게 바래 있다.

두 사람 모두 피의 색소가 부족한 타입이라고 할 수 있을 것이다.

이런 것은 유전이라고 생각되기 쉽지만 절대로 그렇지 않다. 빈혈인 것이다.

아버지는 공복시에 술을 마시고 전철을 기다리고 있다가 홈에서 쓰러지는 일이 자주 있었다고 한다.

이런 부모의 선천적인 기질을 물려받은 아기야말로 불운하게도 재난을 당한 것이다.

지금 이 아기는 쥬스나 녹차 대신에 수분(水分)은 후발효차(後醱酵茶)로 하고 샴푸도 물론 바꾸고 있다.

아버지나 어머니는 물론 가족 모두가 피를 늘리는 식사로 바꾸는 일에 열중하고 있다.

□ 유치원아의 큰 원형탈모(圓形脫毛)

어머니에게 이끌려 온 그 여자 아이는 오른쪽 측두부(側頭部)에 큰 원형탈모(圓形脫毛)가 있었다. 이래서는 유치원에 가고 싶어하지 않는 것도 무리는 아니다.

잘 살펴보니 손톱이 울퉁불퉁하고 탈모가 있는 쪽, 오른쪽의 손톱은 특히 심했다.

이런 경우는 태아 단계에서 모태(母胎)로부터 악영향을 받았다고도 생각할 수 있지만, 어쩌면 식사에도 관계가 있지 않을까 하고 생각한다.

식사 내용을 자세히 물어 보니, 케익, 초콜렛, 아이스크림, 인스턴트 식품 등이 많아 분명히 식생활의 폐해가 인정되었다.

그들과 얘기를 하고 있는 사이에 깨달았지만 모원병(母原病)이라고도 할만한 모친의 영향이었다.

M박사가 그 여자 아이에게 뭔가 질문을 하자 대답하기 전에 그 아이의 어머니가 말을 하는 것이다.

들어보니 지금까지 놀랄만큼 병원을 많이 찾아 다녔지만 한두 번 가서 안되면 곧 바꿔 버리니까 치료 효과도 올라갈 리가 없다. 그나저나 우리 애가 귀여우니까……라고 말하는데 이거야말로 잘못된 모성애(母性愛)가 아니고 무엇인가?

이번에야말로 자리잡고 차분히 몰두해 줄 것을 약속받고 지금은 식사 그 외에서 호전하고 있는 중이다.

□ 가발 밑은 마네킨 인형(人形)의 머리

인형과 같이 귀여운 단발머리의 20대 여성이 왔다. 부잣집의 아가씨라고 알고 있었기 때문에 왜 나에게 왔는지 고개를 갸웃거렸다.

좀 안색이 나쁘고 앙상하게 마른 점이 마음에 걸렸지만 설마 모발에 문제가 있었으리라고는…….

 특히 '나와 둘이서만' 얘기하고 싶다고 했기 때문에 별실로 들어가서 마주 앉자 즉시 머리에 손을 얹어 벗은 것이 가발이었다.

 그 밑에 나타난 매끌매끌한 대머리를 보았을 때는 나도 무심결에 눈을 돌려 버렸다.

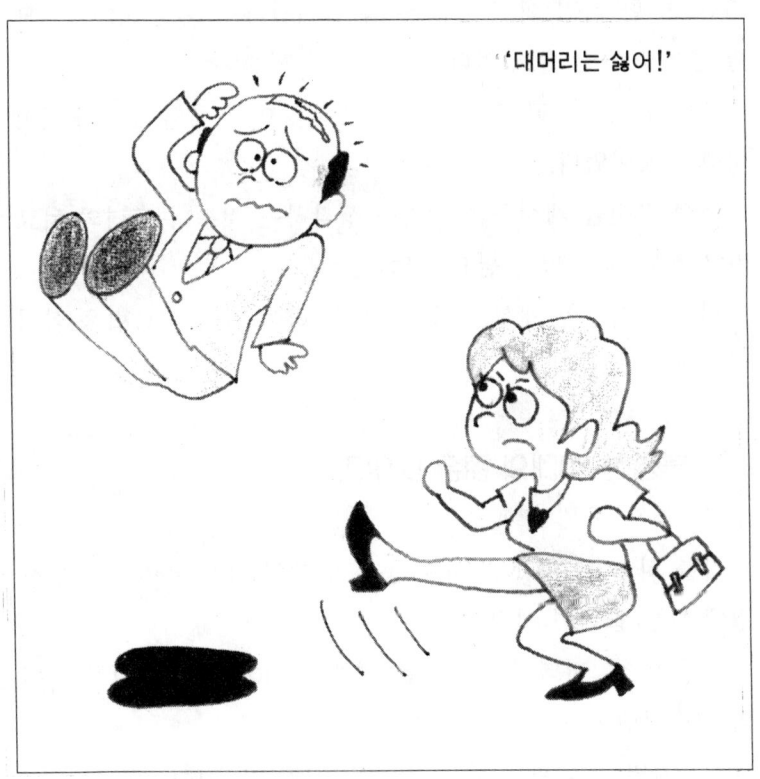

 비구니라고 할까, 그것은 마치 마네킹 인형의 가발을 벗겼

을 때와 같았다.

그녀의 경우도 식사가 큰 원인이라고 생각되지만 부잣집 딸이니까 응석을 부리는 정신구조라고 할까, 무슨 일이나 어중간하게 해 버리는 습관이 이런 두발을 만들어 버렸다고 할 수 있을 것 같다.

그녀는 생리 기능도 좋지 않은 사실이 검사 결과 판명되었지만 또 한 가지 확실치 않은 점이 있었다. 그것은 음모의 모발 분석으로 알 수 있었다.

그녀가 사용하고 있는 수돗물이 금붕어가 죽을만큼 수질이 나빴던 것이었다.

우선 수질을 개선하는 방법을 생각하는 것부터 그녀의 치료가 시작된 것은 말할 필요도 없다.

지금은 식생활 개선을 중점적으로 하여 각종 치료법을 실시하고 있다고 한다.

□ 불쌍한 30대의 젊은 대머리

차를 타고 갈 때 M박사는 통로 양쪽의 남성의 머리를 무심결에 보는 습관이 생겼다.

주말 아침, 저녁의 남성객은 대개 3,40대의 한창 일할 나이의 샐러리맨이다.

말하자면 한창 때인 남자 분들인데 대머리라니……

그 대표적이라 할 수 있는 젊은 남성이 어느 날 상담하러 왔다.

직장에서의 지위도 올라가고 아이도 커서 앞으로 대단히 인기를 끌고 싶은데 젊은 대머리가 되었다고 한탄한다.

미안한 이야기이지만 확실히 제나이로 보이지 않는 대머리 풍. 그의 경우 인기를 끌고 싶어서 다니는 가라오케바가 두발에 악영향을 끼쳐서 희망과는 달리 인기가 없는 결과가 되어 버렸다.

일반적으로 머리가 벗겨진 남성은 인기가 없다.

그의 원인은 첫째는 외식(外食)으로 인한 편식이다.

새구이, 불고기 등 정해진 메뉴의 저녁 식사……

물론 점심 식사도 카레라이스나 메밀 국수 등 매일 비슷한 것……

이래서는 야채 부족이나 칼슘 부족이 되는 것은 당연하다.

바의 나쁜 공기, 늦은 귀가로 인한 수면 부족도 탈모를 촉진하고 있다.

인기가 없으면 밤엔 일찍 집에 돌아가서 부인이 손수 만든 균형 잡힌 식사를 할 것, 또 남성 화장품은 너무 바르지 말 것, 이것이 M박사의 충고였다.

□ 멋부리기 염색으로 괴담(怪談) 속의 주인공과 같은 두발이

M박사가 어떤 지방에선가 강연회를 가졌을 때였다.

강연회가 끝난 후 대기실로 한 여자가 찾아왔다.

애기를 하기 전부터 벌써 눈물지어 버려서 잘 알아 들을 수 없는 부분도 있었지만 가발을 벗어 보인 머리는 괴담 속의 주인공 같이 몽땅 한 군데가 빠져 있는 것이었다.

자세히 물어보니 이 사람은 아직 35세. 백발이 날 연령은 아니었지만 인상을 부드럽게 하고 싶다고 생각하고 멋내기 염색을 해 보았다고 한다.

2~3회는 잘 되어 부드러운 갈색을 띤 머리색에 만족하고 있었다고 하는데 어떤 때 염색량을 잘못했는지, 시간이 틀렸는지 끝난 후 몽땅 빠져 버렸다고 한다.

남편에게도 보일 수 없어 서둘러서 스카프를 뒤집어쓰고 화장품 가게에서 가발을 샀다. 그 이후 식구에게도 비밀로 하고 계속 가발을 쓰고 있다고 한다.

이런 경우는 세포가 바뀌면 머리카락은 나기 때문에 여러 가지 방법을 가르쳐 주고 위로해 주었지만 무서운 것은 오히려 장년의 두발 염색으로 자신도 모르는 사이에 간장(肝臟)이 다치는 경우이다. 백발 염색, 멋내기 염색에는 주의가 필요하다.

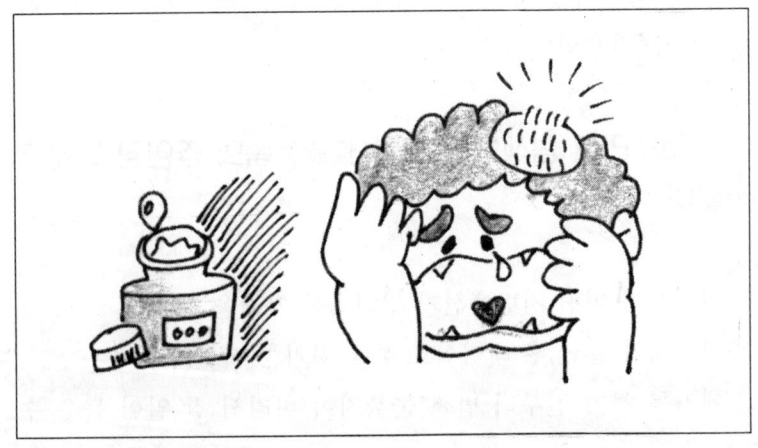

현미경 사진으로 보는 모발의 실태

□ **자연탈락모(自然脫落毛)와 원형탈모증(圓形脫毛症)의 모근(毛根)**

다음의 사진은 건강한 모발로 모근(毛根)이 부풀어 있기 때문에 빠지기 어렵다.

원형탈모증의 경우는 모근이 쇠퇴해 있고 비듬이나 지방을 많이 볼 수 있다.

한 마디로 탈모(脫毛)하고 해도 육안(肉眼)으로는 구별하기 어렵다.

모근(毛根)을 현미경으로 조사하면 이상탈모(異常脫毛)로 인한 것인지 자연대사 현상(自然代謝現象)인지 검사할 수 있다.

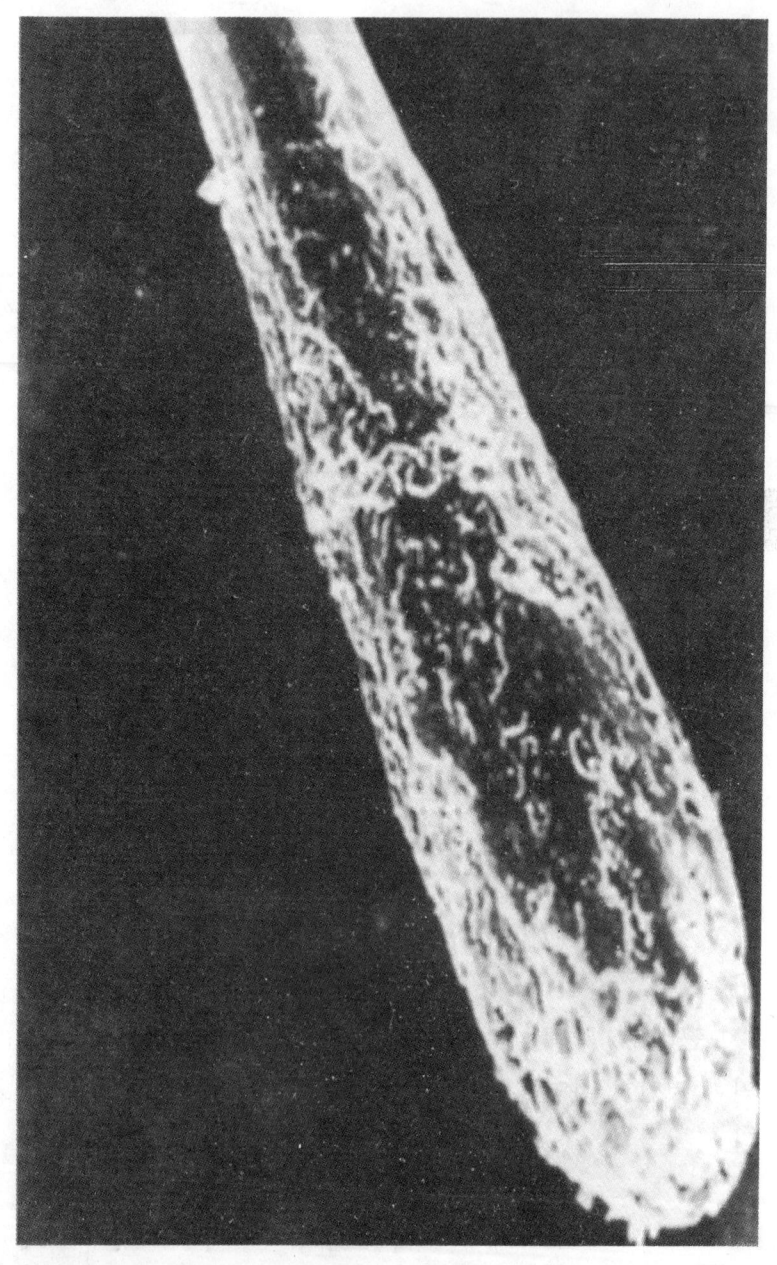

프롤로그 / 모발건강에 대해서 우리는 얼마나 알고 있는가 · 33

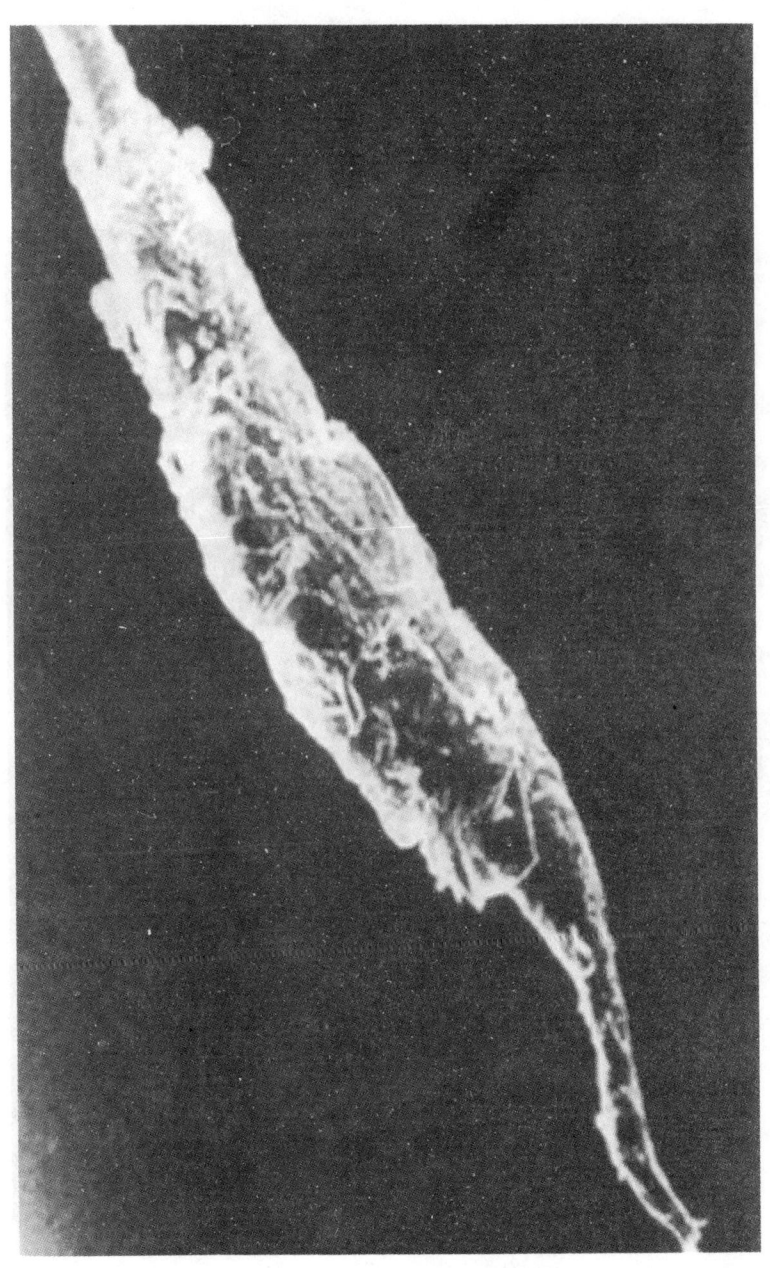

□ 손상된 모발의 표면

건강한 모발과 비교하면, 그 손상의 정도를 잘 알 수 있다. 물고기 비늘 또는 지붕의 기와와 같이 보이는 것을 큐티클이라

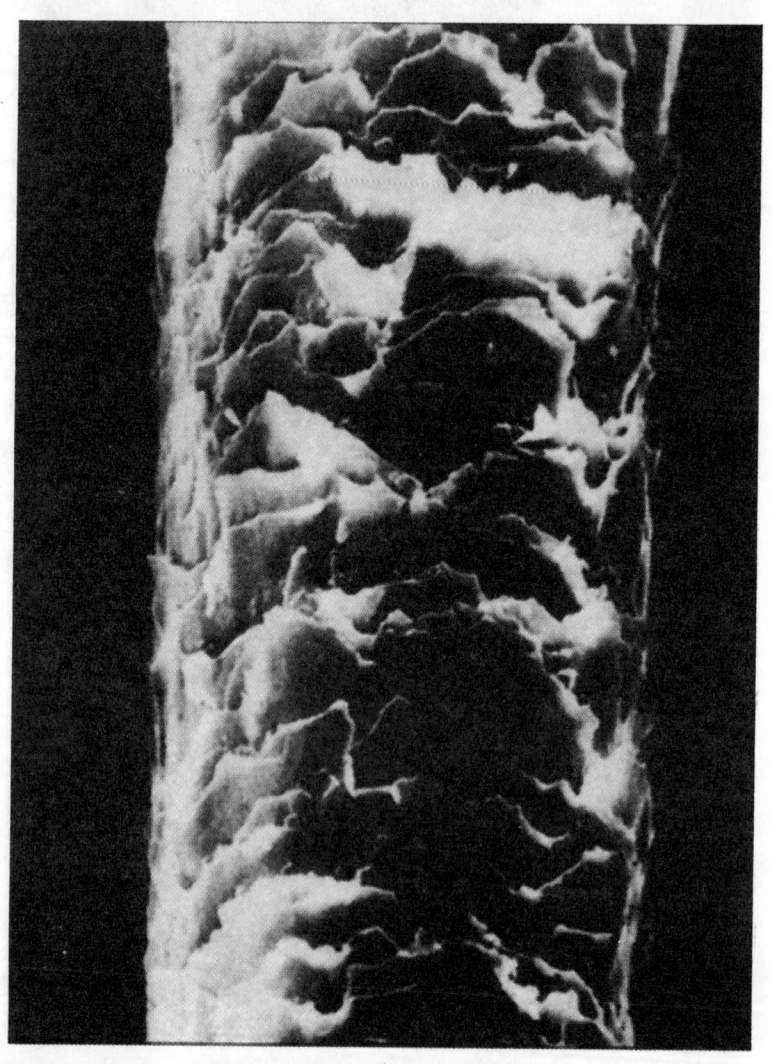

고 하는데 이것이 매우 흐트러져 있다. 원인은 퍼머나 모발 염색 등에 의한 것이라고 생각된다.

□ 지모(枝毛)

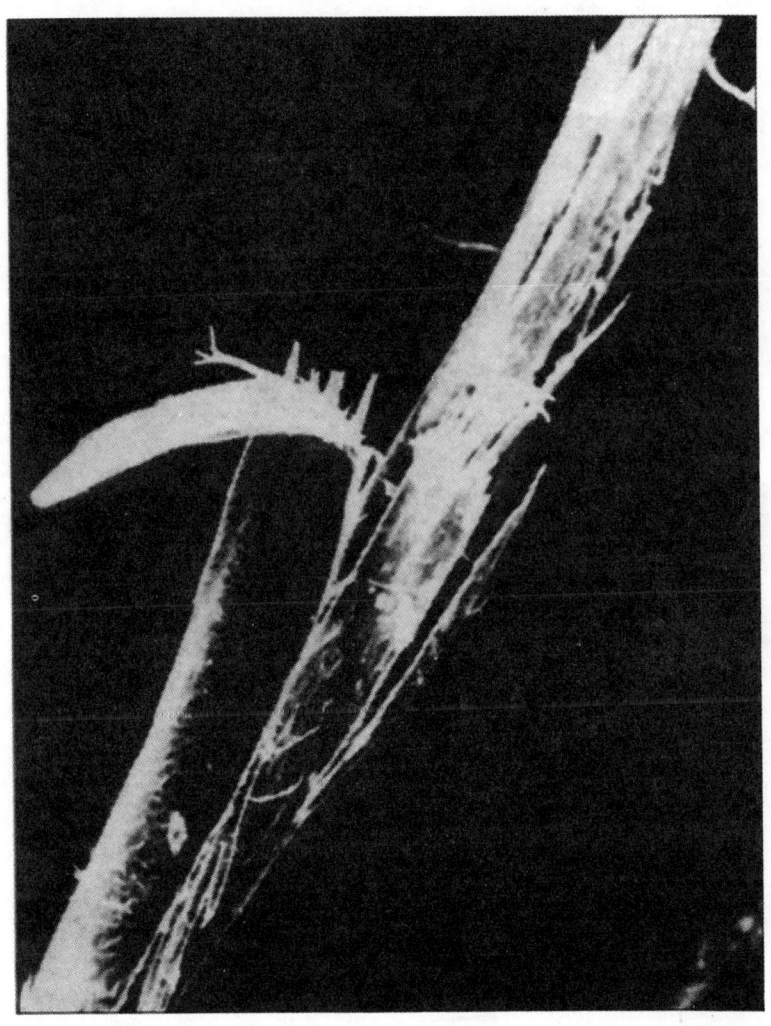

지모는 되기 쉬운 사람과 어려운 사람이 있지만 되기 어려운 사람은 전반적으로 혈액 상태가 좋은 것이다. 지모의 경우 머리카락은 전체가 버석버석해지고 윤기가 없어진다. 과감히 나쁜 부분을 자르고 헤어 팩을 하는 수밖에 없다.

□ 퍼머넌트에 의한 단모(斷毛)

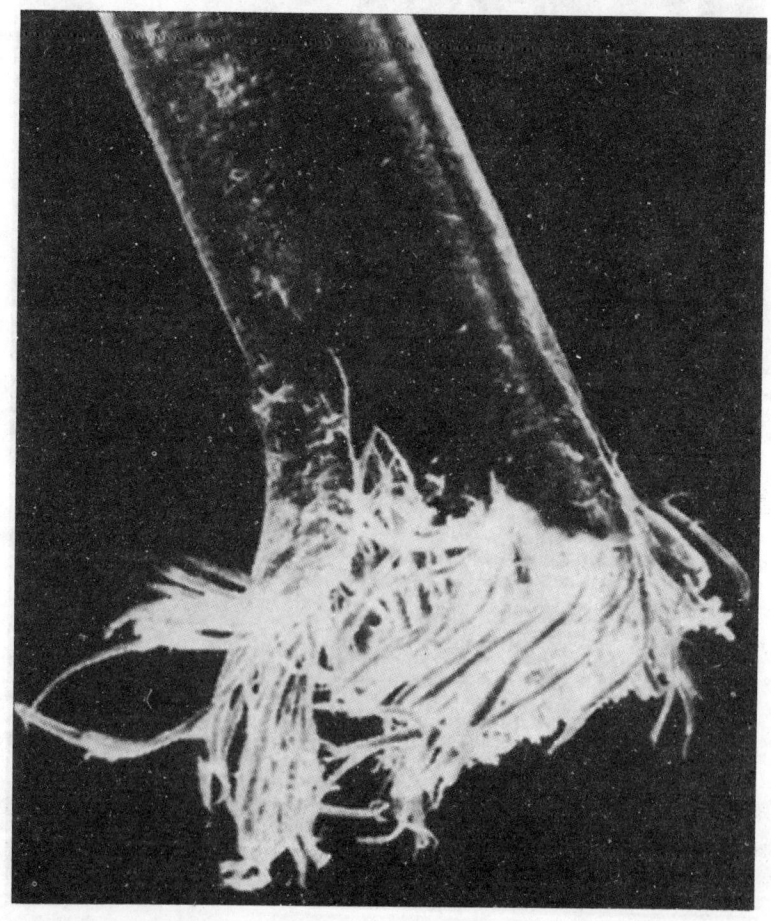

프롤로그/모발건강에 대해서 우리는 얼마나 알고 있는가 · 37

퍼머넌트는 모발을 알칼리성의 것에 묻혀서 팽윤시키기 때문에 모발 그 자체가 끊어지기 쉬워진다. 그래서 액을 좀 많이 묻히거나 고무줄을 잘못 감으면 이 사진과 같이 곧 끊어져 버린다.

□ 헤어블리치, 헤어 다이 겸용에 의한 손상모(損傷毛)

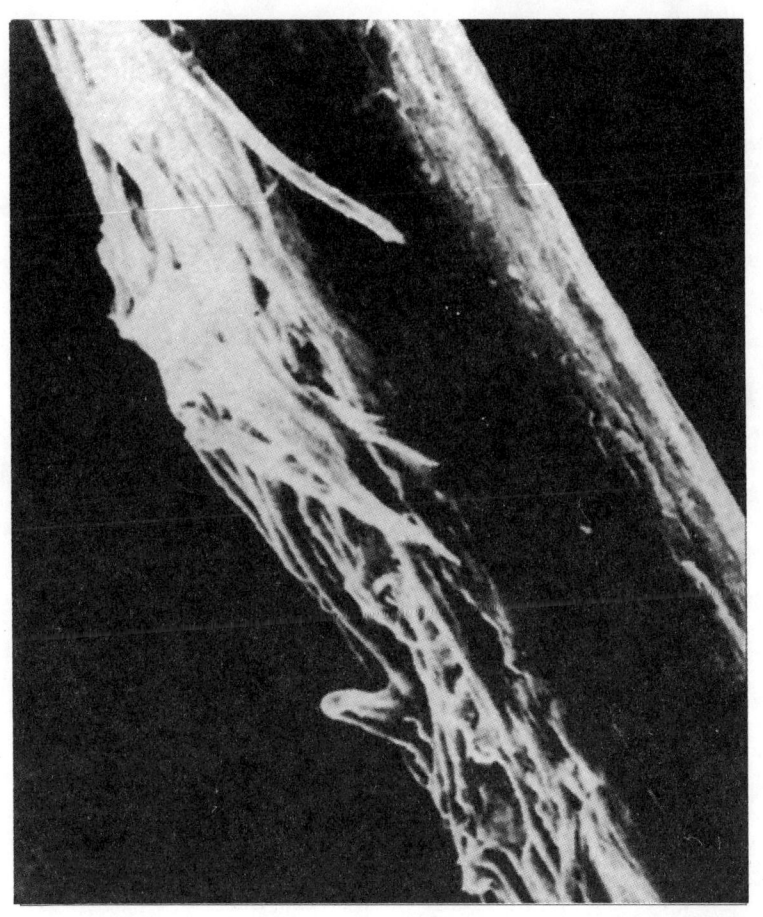

이것은 모발의 단백질이 녹아 있는 상태로 앞으로 지모가 되거나 끊어지거나 한다. 이대로는 원상 회복이 불가능하기 때문에 나쁜 부분을 자르는 수 밖에 없다. 브러싱했을 때 잘 안 내려가거나 윤기가 없어지는 것이 적신호이다.

□ 건강한 모발의 세발(洗髮) 직후와 1주일 후

큐티클이 깨끗한 세발 후의 머리카락

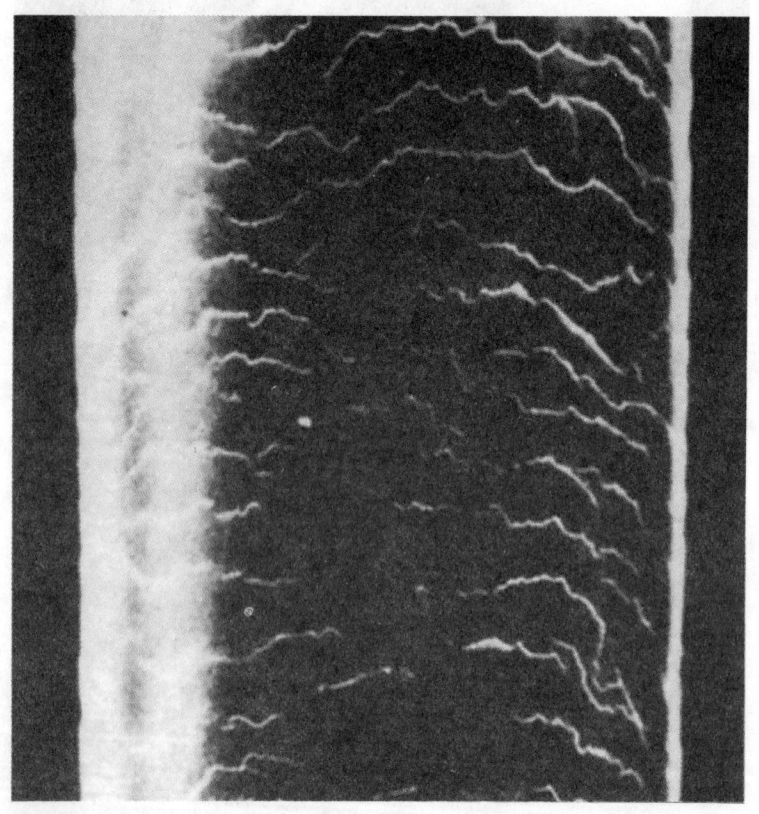

프롤로그 / 모발건강에 대해서 우리는 얼마나 알고 있는가 · 39

머리를 잘 감은 후의 머리카락은 다음 사진에서 보는 것처럼 면이 고르고 반짝반짝하다. 그러나 1주일 동안 감지 않으면 두 번째 그림과 같이 이렇게 더러움이 부착한다. 현대는 공기도 더러워져 있어 역시 2~4일 걸러는 머리를 감아야 한다. 단, 석유계의 샴푸로 너무 감으면 손상모(損傷毛)가 될 위험성이 높으므로 유의해야 한다.

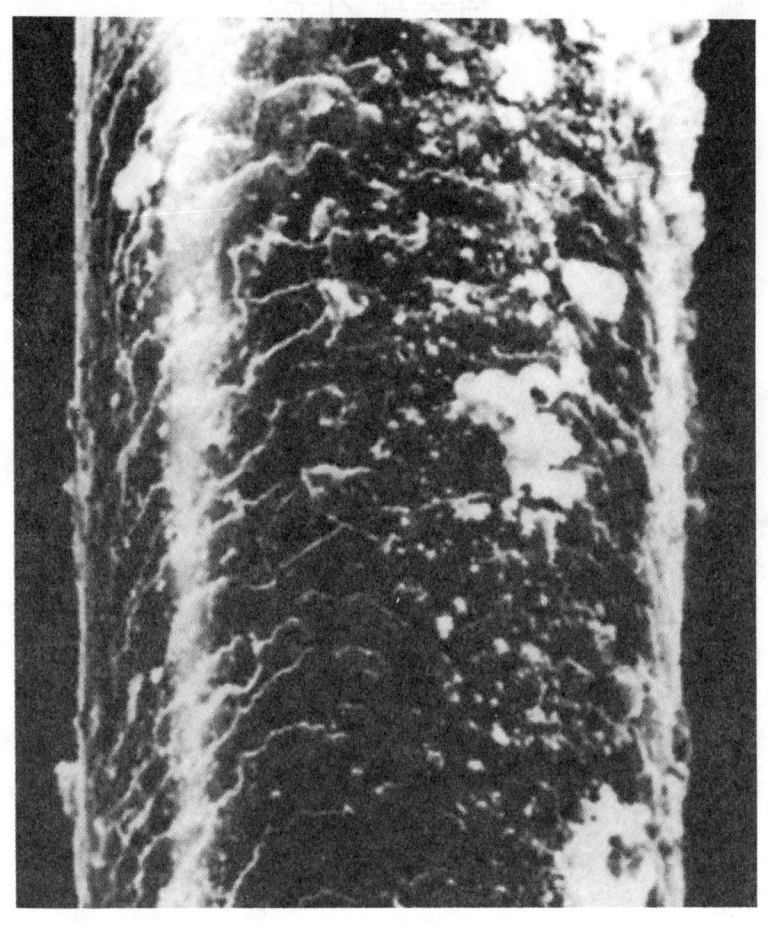

모발에 좋다고 생각되는 식품과 기구

□ 모발에 좋은 여러 가지 식품

① 스피룰리나
② 셀레늄 보급 식품
③ 비타민 C 보급 식품
④ 비타민 E 보급 식품
⑤ 후발효차(後醱酵茶)

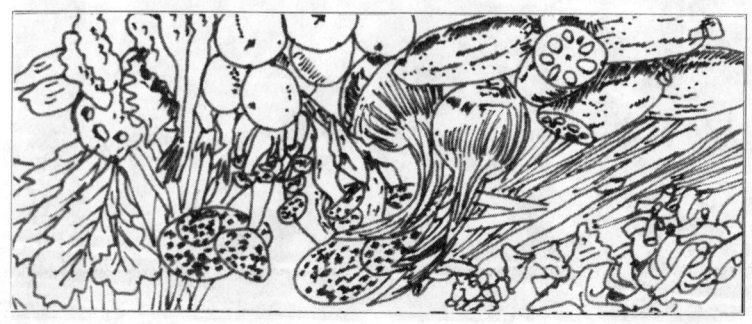

프롤로그 / 모발건강에 대해서 우리는 얼마나 알고 있는가 · 41

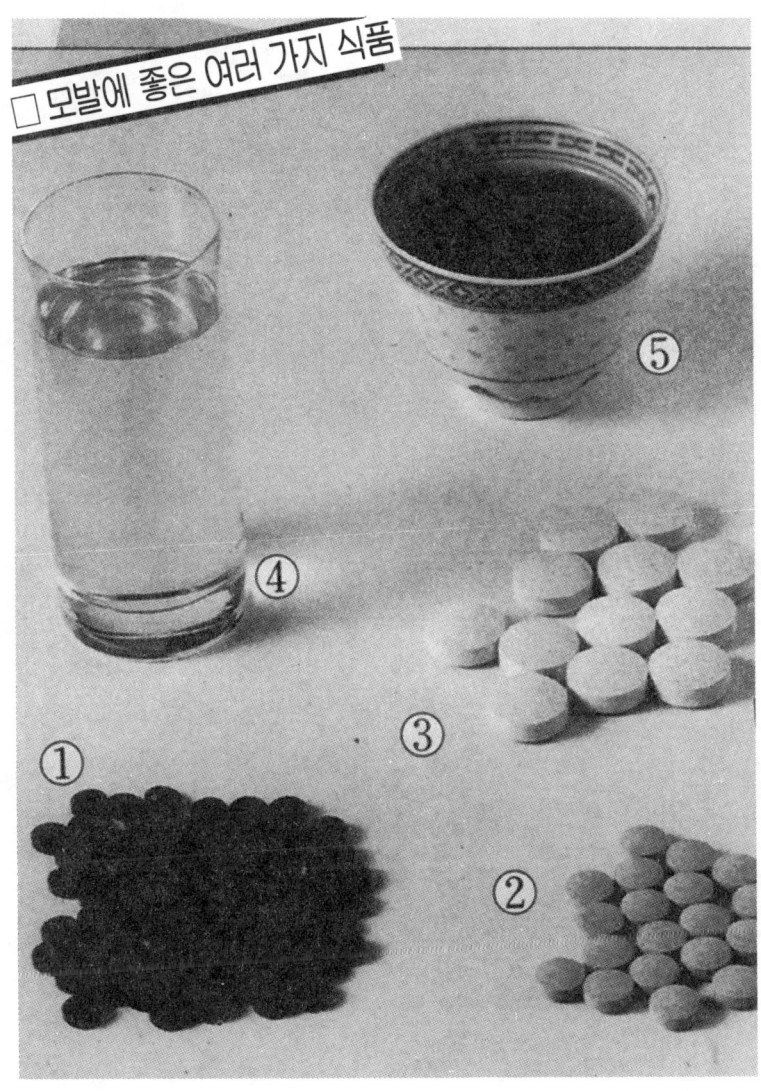

□ 모발에 좋은 여러 가지 식품

□ 한방침(漢方針)

자세한 것은 다음 124페이지 참조. 항상 간단히 머리의 급소 자극을 할 수 있다.

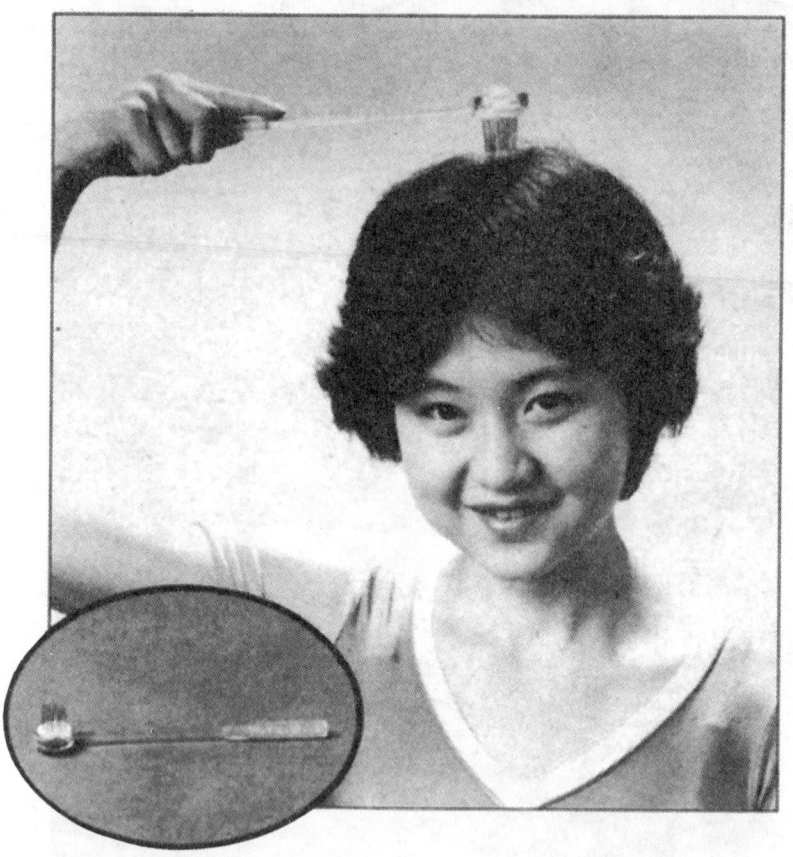

□ 헤어 브러시

자세한 것은 251페이지 참조. 단단한 멧돼지 브러시로 상쾌한 자극이다.

프롤로그 / 모발건강에 대해서 우리는 얼마나 알고 있는가 · 43

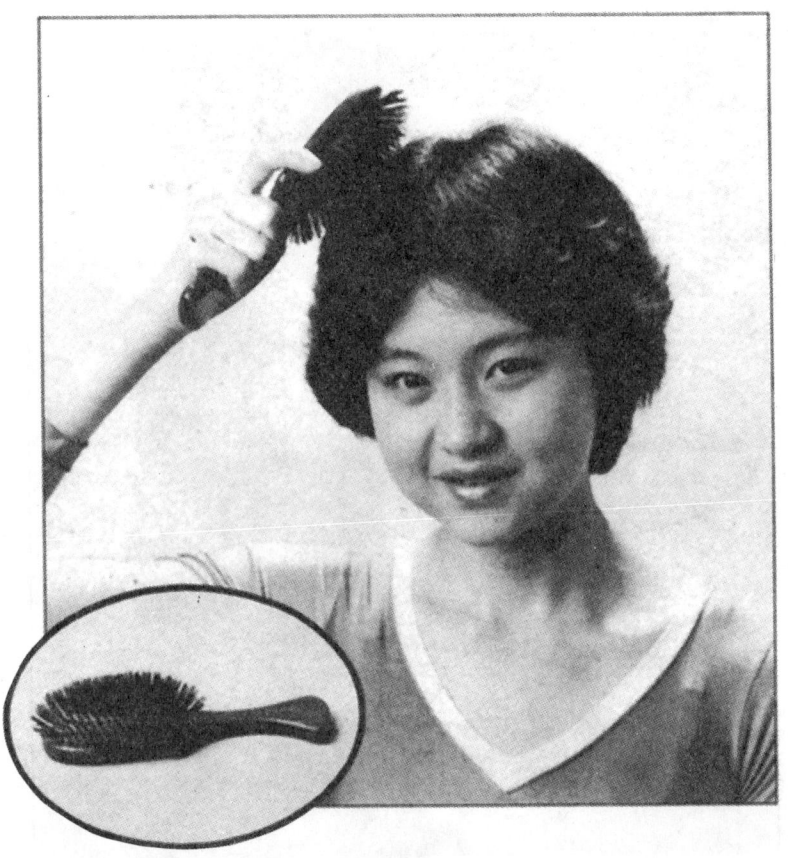

□ 태극봉(太極棒)

자세한 것은 233페이지 참조.
 이 막대를 사용한 운동은 정신 안정(精神安定)에 효과가 있다.

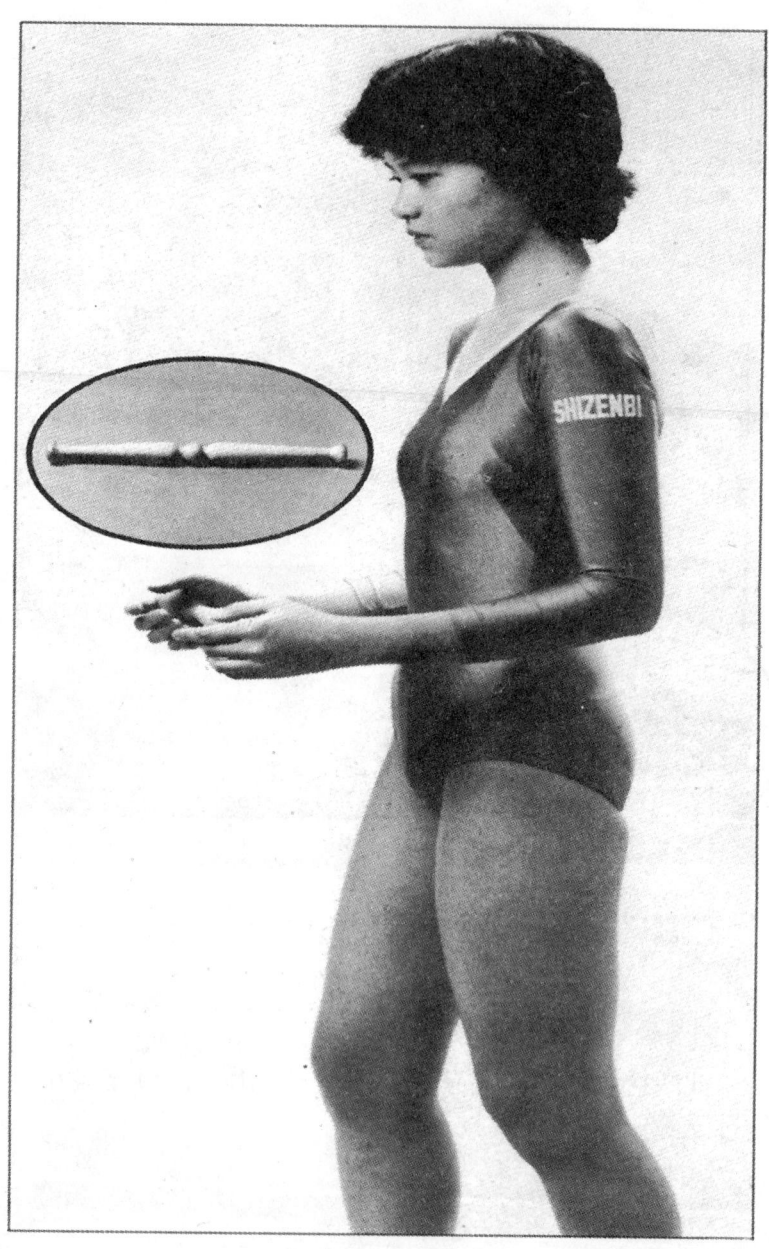

프롤로그 / 모발건강에 대해서 우리는 얼마나 알고 있는가 · 45

□ 백발 예방과 치료를 위해 잘 쓰이는 한방 식품

① 진피(陳皮)
② 국화(菊花)
③ 연꽃 열매
④ 용안육(龍眼肉)
⑤ 용안육과 흑대추와 연꽃 열매의 엑기스

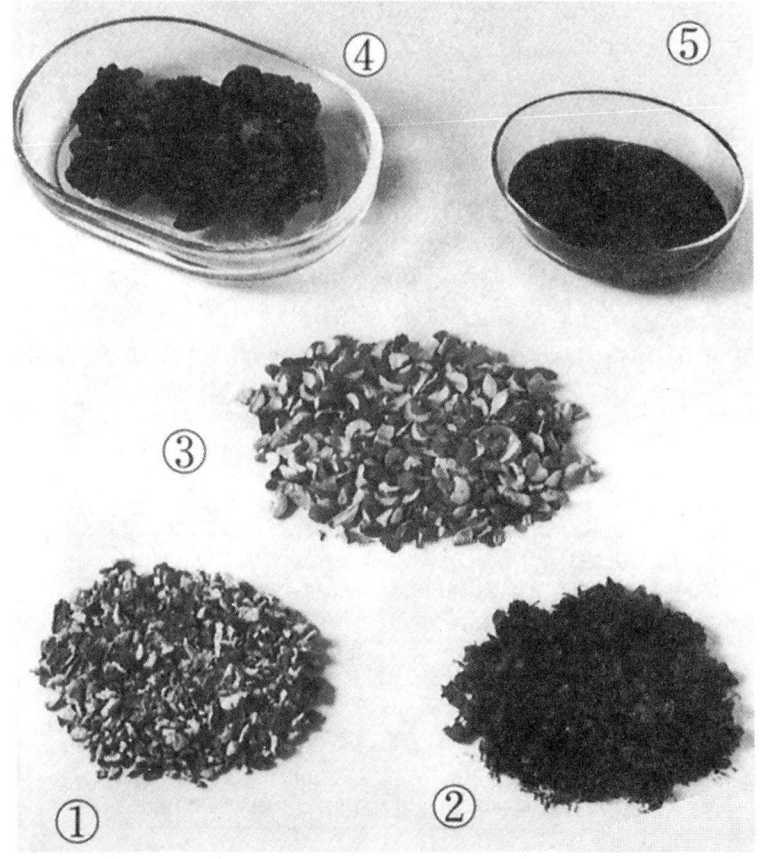

탈모, 백발이 걱정인 사람은 자신의 모발을 테스트해 보자

자신은 이 즈음이라고 생각한 부분에서 스톱해 주기 바란다. 예를 들면 70세 이상의 경우 백발이 있어도 정상이니까 거기에서 스톱한다.

그 외는 스톱한 부분이 위(衛)라면 49페이지, 기(氣)라면 51페이지, 영(營)은 53페이지, 혈(血)은 55페이지를 봐 주기 바란다.

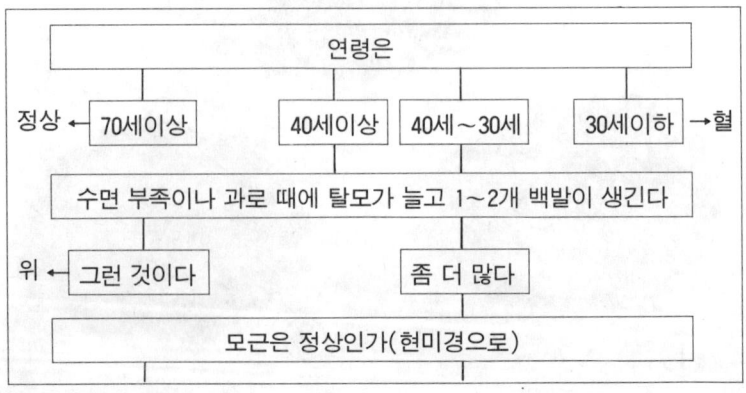

프롤로그 / 모발건강에 대해서 우리는 얼마나 알고 있는가 · 47

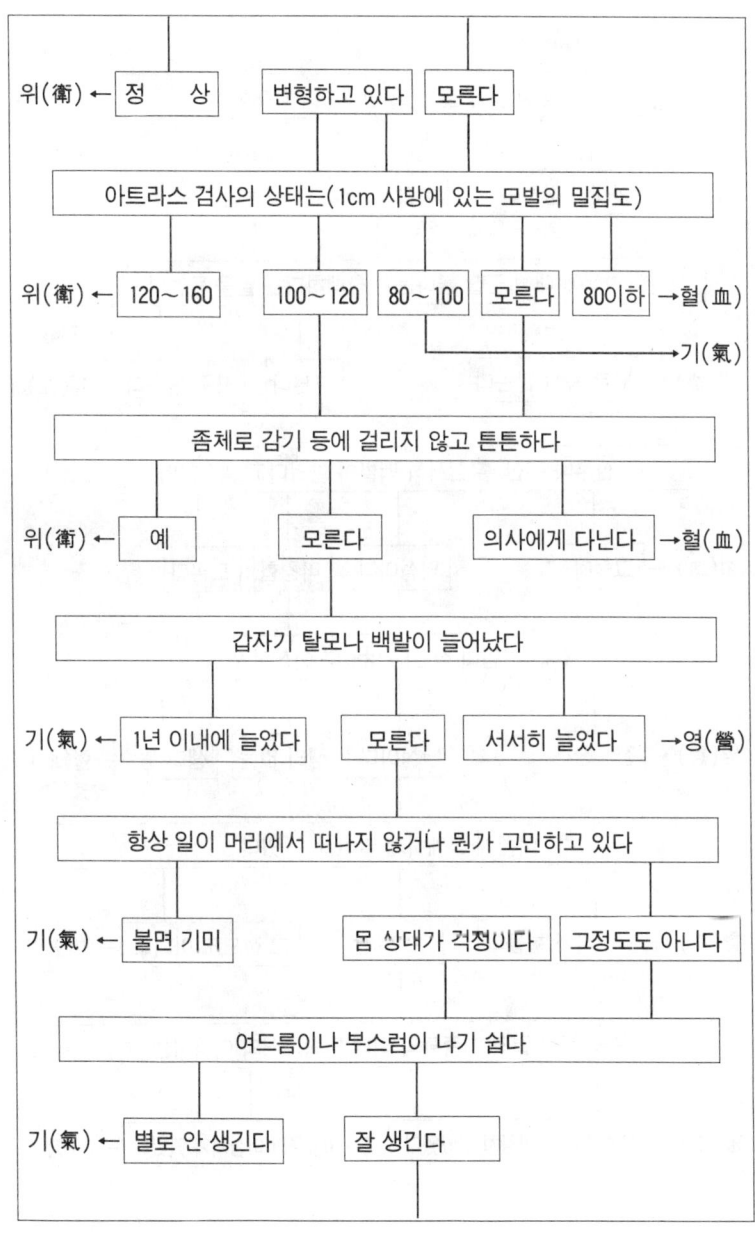

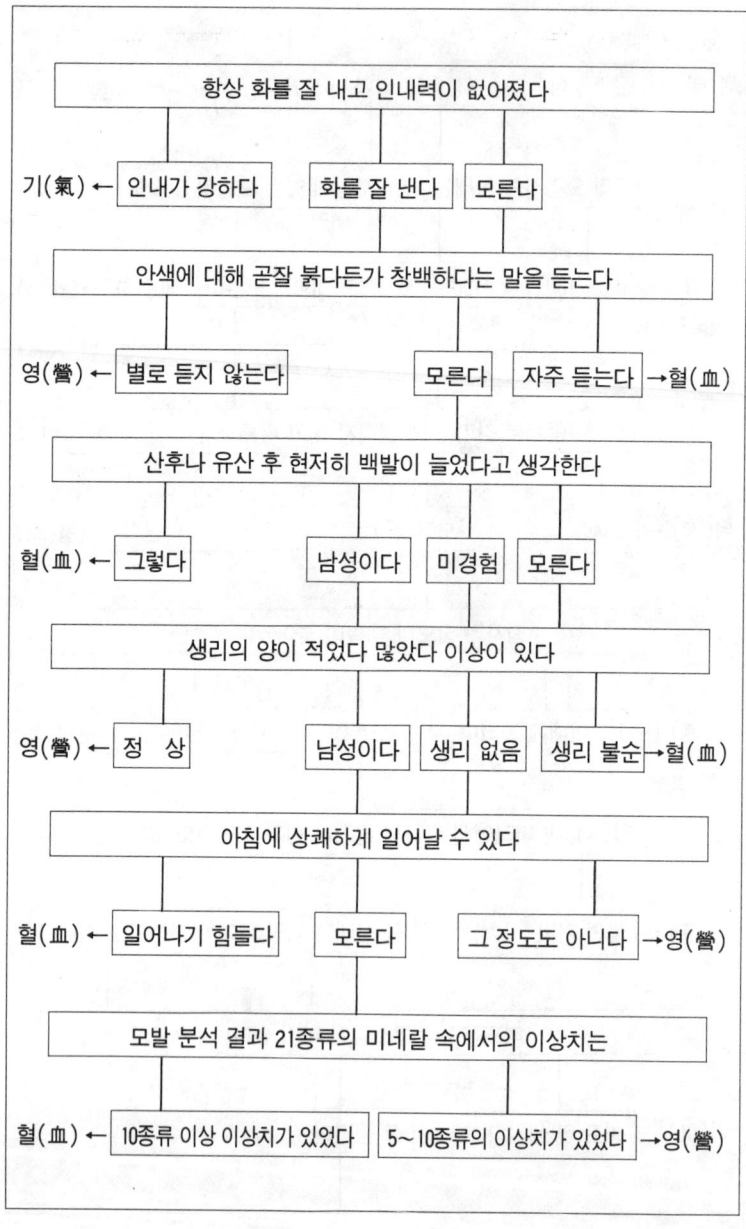

> # 위(衛)였던 당신은
> # 걱정하지 않아도 괜찮다

□ 위기영혈(衛氣營血)은 병변(病變) 심천상태(深淺狀態)의 단계

한방에서는 병의 단계를 위분증(衛分症), 기분증(氣分症)이라고 하듯이 4가지의 단계로 나누어 생각하며 처음은 얕은 증상의 위분(衛分)으로 시작되어 다음에 약간 깊어져서 기분(氣分)이 되고, 다음에 영분(營分), 마지막으로 혈(血)에 들어가서 가장 나쁜 혈분(血分)이라는 증상이 된다고 생각되고 있다.
이 4단계로 나눠서 생각하는 것은 어느 경우에나 통하기 때문에 모발도 이 분류 방법으로 생각해 보기로 하자.

□ 위(衛)는 위생(衛生), 방위(防衛)의 위(衛)

모발의 경우의 위(衛)는 트러블이 표피 주변에 있다고 생각된다. 매우 얇은 표면의 문제이다.

위생상태(衛生狀態), 즉 샴푸를 바꾸거나 브러싱을 자주 하거나 하고, 피부에 바람이나 냉열에 대한 방위력을 강화해 주면 된다.

샴푸, 헤어 팩을 258페이지와 같이 실시하고 탈모, 백발 부분에 한방침을 놓는 것도 좋을 것이다.

여러 가지 양모제(養母劑)의 효과를 기대할 수 있는 사람은 이 단계의 분 뿐이라고 할 수 있다.

이 이상 정도가 진행한 분은 아무리 비싼 양모제를 구입해도 소용없다.

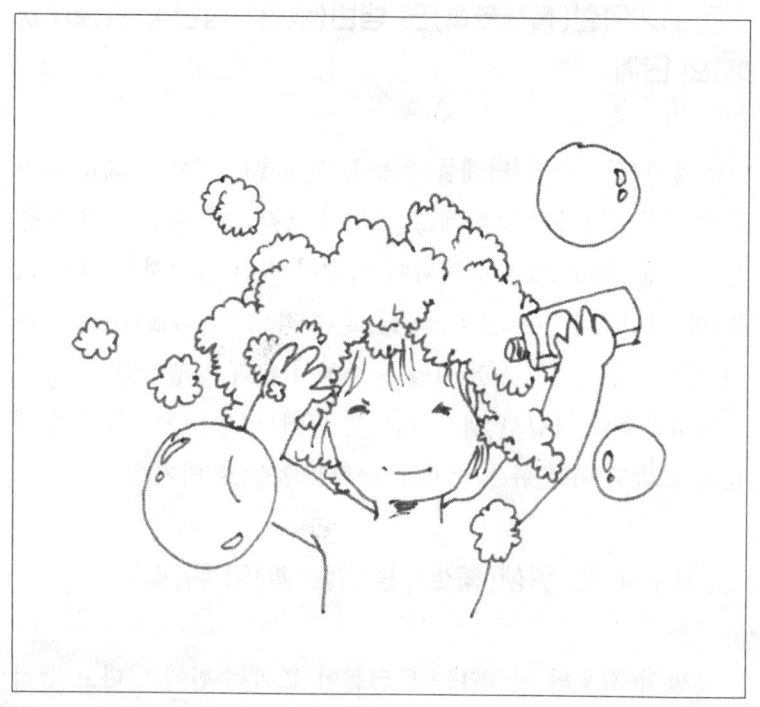

> **병은 마음에서 비롯된다**
> **기(氣)였던 당신은 기운을 내어라**

□ 기(氣)는 원기(元氣)의 기(氣), 병은 기(氣)로부터의 기(氣)

문자 그대로 당신의 경우는 마음(정신성)까지 침해당해 있는 단계이다.

　모발이 얼마나 마음의 움직임에 좌우되는지…… 제1장을 읽으면 잘 알 수 있다고 생각한다.

　눈에는 보이지 않는 당신의 마음가짐이나 사고방식이 모발을 희게 하거나 빠지게 하고 있다.

　최근 뭔가 고민하고 있는 일이 있지는 않는가?

　그것도 남에게 말할 수 없는 일이 아닌가?

　육체적으로는 아무데도 나쁘지 않더라도 당신의 마음의 병이 두발에 나타나 버렸기 때문에 '병은 마음에서'라는 말은 당신에게 안성마춤…… 자, 기운을 내어 보자.

□ 안과 밖에서 기분(氣分)을 바꾼다

갑자기 기분을 바꾸려고 해도 그것은 무리일지도 모른다.

그래서 정신을 안정시키는 음료를 마시거나, 운동을 하거나, 상쾌한 샴푸나 급소 자극을 함으로써 기분을 밝게 가져 나가자.

샴푸는 258페이지와 같이 한방침 자극이나 브러싱, 태극봉에 의한 운동 등도 효과가 있고 후발효차(後醱酵茶), 스피룰리나, 연룡(蓮龍) 드링크 등도 효과적이다.

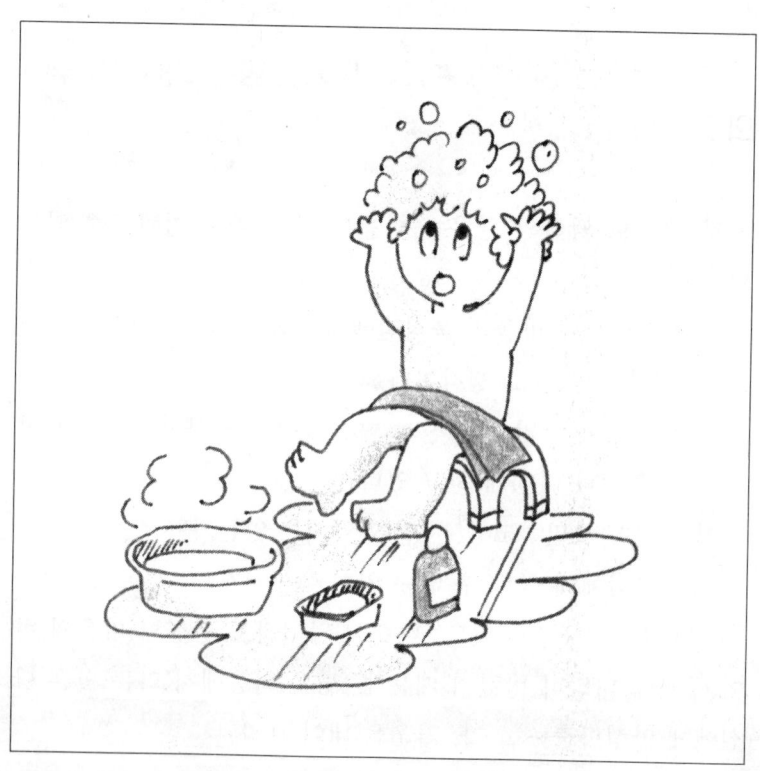

영(榮)이었던 당신은 상당히 심각하다
— 진심으로 대책을

□ 영(營)은 영양(營養)을 의미하고 있다

위(衛)를 피부 표면의 단계라고 하면 기(氣)에서는 피부 내부까지, 그리고 이 영(榮)의 단계에서는 근육(筋肉)까지 나쁜 상태이다. 사태는 심각하다.

털(毛)로 말하면 모근(毛根)까지 침해당해 있기 때문에 하루라도 빨리 적절한 처치를 하지 않으면 회복이 늦어진다.

당신과 같은 경우는 모발이 서서히 빠졌거나 서서히 백발이 되었다는 식으로 어느 사이엔가 이렇게 되어 버렸다는 경우가 많다.

정신적인 문제도 안고 있을지 모르지만 육체적으로도 상당히 자각되는 증상이 있지 않을까?

아침에 일어나기 어렵지는 않은가?

지치면 붓는다는 일은 없는가?

위통(胃痛), 변비(便秘), 설사라는 증상은 없는가?

이런 증상이 있고 모발이 빠지거나 희어졌다면 당신은 식사 방법이 잘못되어 있는 것이다. 영양 상태(營養狀態)가 좋지 않기 때문에 영(榮)의 단계가 되어 버린 것이다.

이대로 내버려 두면 모발은 쇠퇴의 일로를 걸을 뿐이다.

빨리 식생활을 개선해서 몸속부터 치료해 감과 동시에 샴푸, 그 밖에 외부로부터도 치료해 나갈 필요가 있다.

□ 몸의 증상이 사라지면 모발(毛髮)도 좋아진다

식생활의 올바른 이상적인 모습은 제4장을 읽어 주기 바란다. 또한 혈(血) 단계의 식단표도 참고로 해 주기 바란다.

7대 특효식(七大特效食) 중에서 특히 권하고 싶은 것은 후발효차(後醱酵茶), 셀렌 이스트, 와인 오일의 3가지이다. 더욱이 스피룰리나도 먹으면 최고이다.

다음에 외부에서 치료해 가는 방법으로서는 샴푸를 258페이지와 같이 할 것, 헤어 팩을 반드시 할 것. 그리고 한방침 자극(漢方針刺戟)과 브러싱을 부지런히 해 주기 바란다.

이 밖에 정신적인 고민이 있는 사람은 태극봉(太極棒)도 덧붙이면 좋을 것이다.

그 사이에 몸의 자각 증상이 점점 사라져 가고, 또 깨닫지 못하는 사이에 모발이 어느 사이에 늘어나거나 검어진다. 이것은 당신의 영양 상태가 좋아졌기 때문으로 제2장에서도 알 수 있듯이 모발 분석을 해보면 이전과의 차이는 일목요연할 것이다.

> 혈(血)이었던 당신의 모발은
> 빈사 상태 — 철저하게 대책을

□ 혈(血)은 혈액(血液)까지 침해당해 있다는 의미

이것은 이미 혈액까지 나빠져 버린 최악의 상태이다. 그 결과 혈액에서 만들어지고 있는 모발도 병적이 되고 있다.

지금의 당신은 자각 증상도 상당할 것이다.

예를 들면 빈혈이 심하다든가, 어깨결림이나 요통에 시달리고 있다든가, 혹은 더위를 타서 얼굴이 빨갛게 기려져 있다든가, 몸집이 생기고 기려워시 못건니는 등의 상태는 없는가?

이와 같이 되면 철저하게 체질 개선을 해 나가지 않으면 모발은 좋아지지 않는다.

그 점을 우선 염두에 두고 몸속부터 외부로부터의 치료에 전념하자.

하긴 당신과 같은 분은 정도가 심한 만큼 하게 되면 진심으로 실행하기 때문에 효과가 오르는 것도 다른 경우보다 빠르다.

그런 의미에서는 보람이 있는 사람들이라고 할 수 있다.

기(氣)나 위(衛)에서는 아직 괜찮다고 느긋한 태도를 취해 버리고, 무슨 일이나 오래 하지 못하기 때문에 좀 잘 되면 또 후퇴해서 조금도 차도가 없다.

□ 비토(脾土), 심화(心火), 간목(肝木)이 가장 관계가 깊다

혈액에 가장 관계가 깊은 것은 비장(脾臟), 심장(心臟), 간장(肝臟) 등으로 혈(血)의 상태가 되면 이 세 내장(內臟)에 특히 주의를 기울여야 한다.

한방에서는 서양의학과는 약간 다른 사고방식에 의해 비토(脾土), 심화(心火), 간목(肝木)이라고 한다.

모발의 경우는 이 3가지 중 어딘가에 따라 식사 내용도 변해 간다. 제2장의 126페이지 '동양의학에 있어서 머리카락과 식사의 관계(한방적으로 본 내장과 모발의 관계)'
를 참조해서 자신에게 알맞은 식사를 섭취해 주기 바란다. 참고를 위해 식단표를 넣어 둔다.

식사에 주의하는 외에 후발효차(後醱酵茶), 스피룰리나, 셀렌 이스트는 꼭 마셔 주기 바란다. 또한 외적인 방법으로서는 258페이지와 같이 샴푸하는 외에 헤어 팩을 반드시 하고, 그 외에 한방침 자극(漢方針刺戟)이나 브러싱도 반드시 할 필요가 있다.

어쨌든 혈(血)까지 와 버리면 민간 요법이나 고식적인 수단으로는 도저히 효력이 없다. 한 번 모발 분석을 해서 과학적으로 무엇이 부족한지, 무엇이 이상인지를 확인하고 가장 유효한 처치를 생각해서 실행하는 것이 지름길이다.

올바른 처치만 하면 혈(血) 단계라도 반드시 좋아진다. 용기를 갖고 시작해 주기 바란다.

❖ 비토(脾土)의 경우의 식단 예

	식 단	표준량	재 료 명
아침	율무 야채수프	1접시	감자, 당근, 쇠고기, 브록컬리, 옥수수, 고형 수프, 율무, 소금
	배아빵	1장	흑깨 페스트, 벌꿀
점심	닭고기 계란조림	1접시	양파, 닭고기, 달걀, 그린피스, 다시국물, 간장, 미림
	작두 무침	1접시	작두, 가다랭이포, 간장
	밥	1공기	배아미
저녁	대두 사라다	1접시	대두, 녹미채, 연근, 브록컬리, 식초, 간장, 후추, 와인오일, 소금
	부추 계란국	1접시	부추, 당근, 표고버섯, 다시국물, 미림, 간장, 달걀
	밥	1공기	배아미

	식 단	표준량	재 료 명
아침	율무 야채수프	1접시	감자, 당근, 양파, 브록컬리, 옥수수, 소이야랙, 율무
	배아빵	1장	흑깨 페스트, 벌꿀
점심	생선조림	1접시	생선, 미림, 간장
	초무침	1접시	미역, 오이, 간장, 식초
	밥	1공기	배아미
저녁	닭간의 호두볶음	1접시	간, 조개관자, 호두, 파, 간장, 생강, 미림, 와인오일, 갈분
	두부 무침	1접시	시금치, 표고버섯, 죽순, 국화꽃, 두부, 미림, 소금
	밥	1공기	배아미

❖ 심화(心火)의 경우의 식단 예

	식 단	표준량	재 료 명
아침	연꽃 열매 야채 수프 배아빵	1접시 1장	연꽃열매, 양파, 당근, 감자, 브록컬리, 콘소메, 소금 배아빵, 흑깨 페스트, 결정벌꿀
점심	주먹밥 연근 무침	작은 것 2개 1접시	배아미, 김, 매실장아찌, 연어 연근, 당근, 구약나물, 다시국물, 미림, 간장, 와인오일
저녁	작은콩과 낙지 삶은 것 나물 무침 오목녹미채 초밥	1접시 1접시 1공기	작은콩, 낙지, 삼온당, 다시국물, 미림, 간장 부추, 가다랭이포, 다시국물, 간장 배아미, 식초, 결정벌꿀, 소금, 녹미채, 당근, 우엉, 구약나물, 유부, 참깨, 다시국물, 미림, 간장

	식 단	표준량	재 료 명
아침	연꽃 열매 야채 수프 배아빵	1접시 1장	연꽃열매, 당근, 커리플라워, 옥수수, 그린피스, 양파, 콘소메, 소금 배아빵, 흑깨 페스트, 결정벌꿀
점심	생선구이 삶은 것 절임 밥	1마리 1접시 작은 1접시 1공기	꽁치, 무, 차조기 잎 감자, 당근, 표고버섯, 다시국물, 미림, 간장 오이, 가지 배아미
저녁	치쿠젠 조림 가지구이 무침 밥	1접시 1접시 1공기	닭고기, 연근, 우엉, 당근, 표고버섯, 참마, 작두, 와인오일, 다시국물, 미림, 간장 가지, 생강, 가다랭이포, 간장 배아미

❖ 간목(肝木)의 경우의 식단 예

	식 단	표준량	재 료 명
아침	피구기자 야채 수프 배아빵	1접시 1장	피구기자, 감자, 당근, 양파, 브록컬리, 양배추, 소이야랙, 고형수프 흑깨 페스트, 벌꿀
점심	소간 구이 콩자반 된장국 밥	1접시 작은 1접시 1공기 공기 1공기	소간, 간장, 미림, 술, 생강, 흰깨, 파 당근, 브라세, 브록컬리, 딕두, 다시마, 미림, 간장, 무 무, 당근, 표고버섯, 된장 배아미
저녁			

식단		표준량	재 료 명
아침	피구기자 야채 수프	1접시	피구기자, 감자, 당근, 양파, 브록컬리, 양배추, 소이야랙, 고형수프
	당근 사라다	1접시	당근, 파세리, 와인오일, 식초, 소금, 후추
	소맥 배아	1접시	흑깨 페스트, 벌꿀
점심	납두메밀국수	1공기	메밀, 납두, 무, 가다랭이포, 달걀, 미림, 간장
	해파리 무침	1접시	해파리, 오이, 미림, 식초
저녁	닭고기와 두부 조림	1접시	닭고기, 두부, 생강, 파드득나물, 다시 국물, 간장
	브록컬리 볶음	1접시	브록컬리, 당근, 양파, 와인오일
	나물무침	1접시	작두, 가다랭이포
	밥	1공기	배아미

제 1 장

모발은 마음과 몸을 정직하게 비쳐내는 거울

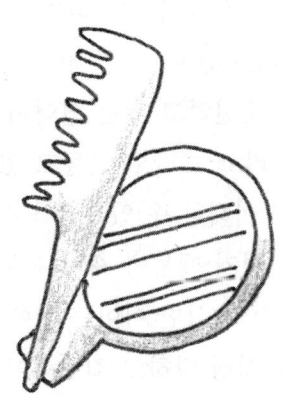

모발의 상태와 아이의 성적은 정비례 한다

□ 학원 과외(學院課外)보다 두발 관리를

　모발이 좋은 아이는 성적이 좋고 그 반대로 모발이 나쁜 아이는 모든 것에 걸쳐서 좀더 향상되지 않는다…… 이런 식으로 말하면 어머니들은 '설마……?' 하실지도 모른다.
　그렇지만 전신을 순환하고 있는 혈액이 뇌를 만들거나 세포를 만들고 있다. 그리고 모발도 만들고 있다고 하면 곧 그 인과관계(因果關係)를 이해할 수 있으리라고 생각한다.
　혈액이 흐리거나 적기 때문에 새치나 불그죽죽하게 바랜 모발의 아이, 혹은 탈모가 심한 아이는 뇌에도 혈액이 충분히 미치지 못하기 때문에 항상 멍하고 집중력이 없으며 친구보다 분발심도 적기 때문에 성적도 좋지 않다는 경우가 많다. 주변 아이 중에 짐작이 가는 아이는 없는가?
　지금은 영재교육이나 일류교 수험을 위해 학원 과외를 다니게 하는 경우가 많아지고 있지만 정말로 머리를 좋게 해서 성적을 올리고 싶으면 우선 자녀의 두발에 주의해 주시기 바란다.

□ 아이의 체온(體溫)이 내려가고 있는 현실

어린이 백발의 원인에는 물론 선천적인 것도 있지만 가장 큰 원인은 식사에 있다.

최근 식생활이 전반적으로 이상해지고 있지만 어린이의 식생활은 특히 위기에 처해 있다고 해도 좋을 것이다.

식생활 잘못의 영향은 성장이 멈춘 성인보다도 성장기의 어린이 쪽이 훨씬 크다.

1976년경 한 국민학교에서 처음 발견되었을 때에는 체온의 측정 방법에 잘못이 있었던 것이 아닐까 라고 해서 그대로 넘어갔다.

그런데 여기에 의문을 품은 체육대학 체육연구소가 이 문제를 채택해서 1979년부터 1980년에 걸쳐 시내의 두 국민학교에서 조사를 한 결과 현재의 아동 체온은 이전에 비해 1도 가까이 낮아져 있음을 알았다. 그 중의 약 20%는 1.5도 전후나 낮았다.

이 이유로서 조사에 임한 한 교수는 다음과 같은 두 가지의 이유를 상정했다.

첫째, 요즘 어린이는 몸을 움직이는 일이 적기 때문에 체내의 에너지(열)를 그다지 만들어 내지 않아도 되지 않을까?

둘째, 히터나 쿨러가 보급해서 어린이 자체의 체온 조절 기능이 충분히 발달할 필요가 없기 때문에 외기온의 영향을 받기 쉽지 않을까?

이상이 바로 그 교수가 발표한 내용이다.

이런 어린이는 전체적으로 활력이 부족하고 공부에 몰두하는 방법도 일반적으로 적극적이 아니라고 한다.

모발쪽에서 보더라도 체온이 낮아지면 피순환이 나빠져서 말초에서는 산소가 부족하다.

산소 부족이 어린이의 백발을 초래하고 모발을 나쁘게 만든다는 것은 충분히 생각할 수 있는 일이다.

체온 저하의 원인은 위의 교수가 지적했듯이 운동 부족이나 생활 환경의 문제가 없다고는 단언할 수 없겠지만 항온 동물(恒溫動物)인 인간의 혈액 순환 중추(血液循環中樞)에 영향을 주는 것은 그 보다도 연료(燃料)인 영양소(營養素)의 내용, 즉 음식물이라고 생각하는 편이 보다 자연스럽지 않을까?

냉증(冷症)의 사람 중에는 일반적으로 체온이 낮은 사람이 많지만 식사의 내용을 개선하면 예외없이 체온이 올라가서 냉증도 치료된다.

이 사실로부터 생각해도 어린이 체온 이상(體溫異常)의 주요 원인은 바로 식생활에 있지 않을까 하는 추론(推論)이 성립한다고 생각한다.

□ 학교 급식(學校級食)을 체크하라

제1장 / 모발은 마음과 몸을 정직하게 비쳐내는 거울 · 65

요즘 어린이의 식생활을 보면 동물성 식품인 육류, 쇠고기, 유제품을 비롯해서 정제된 곡류, 색이 흰 담색 야채, 정제된 흰 설탕과 그 제품, 마찬가지로 정제염(精製鹽) 등으로 식사의 대부분을 제공하고 있다.

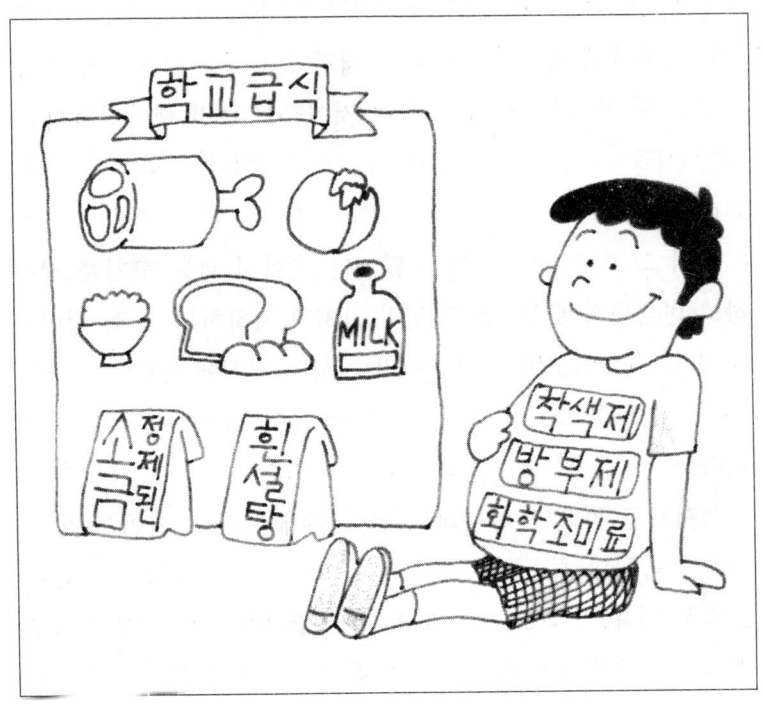

게다가 또 화학 조미료, 방부제, 산화방지제, 착색제 등의 식품 첨가물 등도 좋든 싫든 관계없이 받아들이고 있다.

그 대표는 학교 급식의 식단으로 정제한 흰 빵, 백미, 담색 야채(양배추, 레터스, 미숙 토마토 등을 생야채의 형태로), 철분이 적은 흰 햄, 소세지, 흰 지방이 많은 돼지고기 등이 주로 이용되고 미네랄, 비타민 부족에 의한 균형이 나쁜 식사는 적혈구를 줄여서 체온을 내려 주십사고 말하는 듯하다.

가정에서의 식사도 이것에 못지 않다.

어린이가 좋아하는 요리를 만드는 가정이 많기 때문에 극히 한정된 메뉴의 반복이 되어 단백질, 미네랄, 비타민류의 결핍이나 밸런스의 붕괴가 눈에 두드러진다.

요즘 어린이 식사의 전형적인 것이라고 하면 햄버거에 생야채를 곁들인 반찬, 디저트로 아이스크림이나 푸딩, 쥬스라는 스타일이 아닐까?

고기 그 자체는 나쁘지는 않지만 갈아서 파는 고기는 산화하고 변색해서 질적으로도 영양 가치가 저하하고 있다. 햄버거를 만들더라도 고기를 날덩어리로 사와 가정에서 다져서 쓰는 게 좋다. 또한 조리에 기름(지방)이 많이 사용되는 것도 좋지 않다.

생야채로 먹으면 아무래도 담색 야채가 주가 되어 유색 야채가 부족하다.

특히 기름진 것을 먹은 후의 찬 것은 안 된다. 물과 기름이 분리하기 때문에 소화 기능을 약화시키고 찬 음식은 그것 자체가 몸에 좋지 않다.

요즘은 겨울이라도 아이스크림을 먹고 물에 얼음을 띄워서 마시지만 모두 위에 나쁜 일이다.

식양생(食養生)의 나라 중국에서는 찬 음식은 극력 피하고 먹지 않는다.

더욱 의외일지도 모르지만 우유에도 문제가 있다.

요즘 어린이는 물 대신에 우유를 잘 마시는데, 100mℓ 중에 칼슘이 100mg이나 포함되어 있다고 해서 뼈를 튼튼하게 하는 칼슘원으로서 의사도 열렬히 권장하지만 우유의 다음(多飮)은 뼈를 종축 방향으로 가늘고 길게 늘리는 작용이 있다.

따라서 근육도 가늘고 길어져서 옆에서의 힘에 약해질 뿐만 아니라 뼈의 경단백조직 그 자체가 위약(脆弱)해지는 사실을 알았다.

더욱이 지능(知能)을 저하시킨다고 하는 납, 수은과 같은 유해금속(有害金屬)의 체내 축적(體內蓄積)을 높인다.

단 음식, 짠 음식의 과식은 뼈에서 칼슘이 녹아 나와 본래 뼈에 축적해야 할 물질이 세포에 스며들어서 여러 가지 문제를 불러 일으킨다.

이미 알려진 이야기이지만 단 케익만 매일 먹고 있던 케익 가게 아이가 국민학생 때 완전히 탈모해 버렸다.

어린이의 경우도 모발에 얼마 간의 변화가 나타나면 그것은 지금까지의 생활 속에 잘못이 있으니까 그것을 멈추라는 경고이다.

학원에 다니게 하는 것보다 모발의 적신호(赤信號)를 놓치지 말고 우선 식사를 개선하는 것이 어린이의 성적 향상의 지름길이다.

가극(歌劇) '백녀(白女)'는 가공의 이야기가 아니다

□ 중국의 가극 '백녀(白女)' 이야기

중국 하북성의 한촌(寒村), 유유묘(奶奶廟)에 매일밤 백모선녀가 나타난다는 소문이 퍼져서 사람들은 외출도 할 수 없게 된다.

팔로군(八路軍) 병사가 그 정체를 파헤쳐 보니 그 백모선녀는 거액(巨額)의 차금(借金) 담보로 지주(地主)에게 보내져서 농락당하고 아이까지 밴 소작인의 딸, 가혹한 운명의 비참함에 젊어서 백발이 되어 버린 것이다.

딸은 팔로군의 손으로 숨겨지고 지주(地主)는 인민재판에 붙여진다.

1940년 경 실제로 있었던 이야기를 토대로 만들어진 중국 신가극의 희곡으로 한때는 세계적으로 화제가 된 적도 있었다.

이것은 비교적 새로운 이야기이지만, 오래된 중국의 민간전

설(民間傳說)에도 '청송산(靑松山)'라는, 역시 갓난아기를 안은 백녀의 이야기가 있다. 중국에는 옛날부터 슬픔과 고통을 백모(白毛)와 연결시키는 사고 방식이 있었음을 알 수 있다.

가족 중에 암환자 등 중환자가 생기면 백발(白髮)이 나거나, 늘어나는 것도 흔히 있는 일이다.

반대로 말하자면 갑자기 백발이 된 사람을 보면 반드시 배후에 큰 슬픔이나 심로(心勞), 혹은 내장(內臟)의 병(病)이 숨어 있다고 봐도 좋다.

□ 긴장이나 공포는 모발의 혈행(血行)을 방해한다

제2장에서 자세히 이야기하겠지만 모발을 기르고 있는 것은 혈액이다.

긴장하거나 무서운 일 등이 있으면, 입모근(立毛筋)이 자극을 받아서 털이 곤두서는 사실은 잘 알려져 있다.

고양이가 만만치 않은 외적과 만났을 때 위협적인 울음 소리와 함께 털을 거꾸로 세우는 것과 같다.

원래 모발은 모세혈관에서 운반되는 혈액에 의해 만들어지고 있지만 입모근이 긴장하면 모세혈관의 흐름이 나빠져서 말초에 충분히 혈액이 가지 않게 되거나 산소가 뒤섞여 버린다.

갑자기 백발이 되는 것은 이 산소탓이라고 한다.

한방에서는 생리적인 노화에 의한 백발 이외의 것에 대해서는 모두 체내외(體內外)로부터 오는 병인(病因)에 의한 것으로 보고 있다.

그리고 몸밖에서 오는 것을 외인(外因), 안에서 오는 것을 내인(內因), 그 아무것도 아닌 것을 불내외인이라고 한다.

□ 7정(七情), 6음(六淫)은 모발을 나쁘게 만든다

정신적인 것은 이 중의 내인(內因)에 포함된다.

내인은 '공포', '기쁨', '분노', '슬픔', '놀라움', '생각', '걱정'의 7가지로 '7정(七情)'이라고 불리고 있다.

물론 이 중 몇 가지인가가 서로 겹치는 경우도 있을 것이다.

'백녀(白女)'의 경우는 '공포', '분노', '슬픔'이 서로 겹친 것이리라.

암환자를 가진 가족 등은 '놀라움', '공포', '걱정'이 서로 겹친 것이라고 할 수 있을 것이다.

'기쁨'도 좋지 않다는 것은 의외일지도 모르지만 소위 지나친 기쁨은 좋지 않은 것으로, 요컨대 체력이 소모할 만큼의 격렬한 정신적 동요는 모두 모발에 좋지 않다고 생각해도 좋다.

이 기회에 외인에 대해서도 간단히 언급해 두기로 한다.

외인에는 주로 다음의 6가지가 있어 '6음(六淫)' 혹은 '6인(六因)'이라고 부르고 있다.

① 풍사(風邪) ── 바람에 의해 근육이 굳어진다.
② 서사(暑邪) ── 기온상승으로 체력이 소모한다.
③ 화사(火邪) ── 드라이어 등의 사용.
④ 조사(燥邪) ── 건조의 지나침.
⑤ 습사(濕邪) ── 습기를 지나치게 머금음.

⑥ 한사(寒邪) —— 추위로 기능이 저하한다.

이 중 특히 모발에 나쁜 것은 풍사(風邪), 화사(火邪), 조사(燥邪), 한사(寒邪)이다.

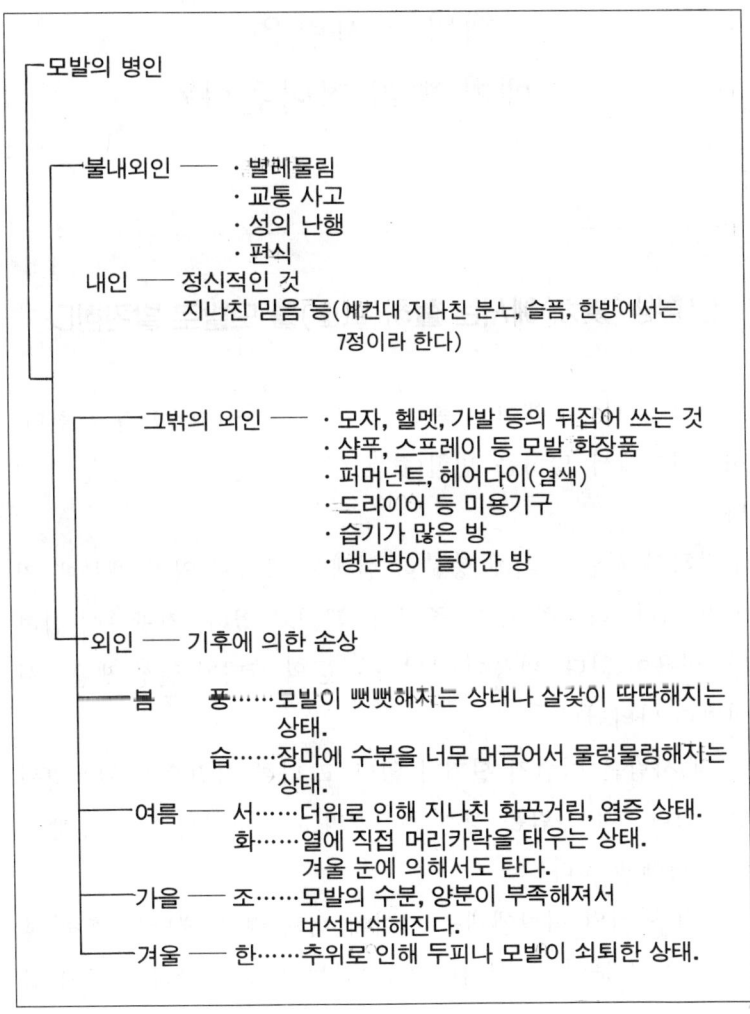

백발인 사람은 치매가 빨리 찾아온다?

□ 한방(漢方)에서는 혈허(血虛)를 모발로 발견한다

한방에서는 혈액이 부족한 사람을 '혈허(血虛)'라고 한다. 서양의학에서 말하는 빈혈(貧血)이라고 생각해도 좋을 것이다.

혈허인 사람은 뇌에 충분히 혈액이 미치지 않기 때문에 지치기 쉽다, 나른하다, 곧 졸립다, 끈기가 없다, 건망증이 심하다, 의욕이 없다, 반응이 늦다…… 등의 상태가 일상 생활에서 빈번히 나타난다.

'저 사람은 어쩐지 활기가 없다'고 다른 사람으로부터 경원 당하거나 '저 사람은 형광등이야'라고 소외당하는 것도 혈허의 사람에게 많다.

이런 혈허의 사람에게는 나이에 비해 빠른 백발을 흔히 본다. 모발 성분이 곧 혈액(血液)이라는 사실을 안다면 쉽게 납득이 가리라고 생각한다.
 한방에서는 반대로 그 사람의 모발 상태로부터 혈허인지 어떤지를 판단한다. 그것도 서양 의학의 빈혈 검사에서는 데이타에 나오지 않는 매우 경도(輕度)의 빈혈을 발견한다. 그리고 중대한 빈혈이나 큰 병으로 발전하기 전에 미리 손을 쓸 것을 권하고 있다.

□ 커피나 담배로 속이는 것은 역효과

 혈허(血虛)일 때에 나타나는 증상은 소위 치매 초기에 나타나는 증상과 같다.
 백발인 사람이 나이보다 늙어 보이거나 활기가 없고 노인 냄새가 나는 것은 룩스(생김새)만의 문제는 아니다.
 나이를 먹고 나서 일어나는 치매가 소리도 없이 슬며시 다가오고 있기 때문이다.
 물론 그것이 눈에 띄지 않는 경우도 있다.
 그것은 커피라든가 담배의 자극으로 어떻게든 기운을 내게 하고 있기 때문이다. 커피나 담배를 하지 않으면 멍해져 버려서 아무것도 할 의욕이 나지 않는다.
 그래서 끊임없이 커피나 담배에 손을 대고 그 때문에 위를 다치거나 폐를 다치는 달갑지 않은 부산물까지 짊어지고 자꾸자꾸 체력을 떨어뜨려 버린다.
 물론 치매의 속도는 사회적 요인이나 생활 태도에도 좌우된다.

계속 머리를 쓰고 있는 사람은 쓰고 있지 않는 사람보다 치매가 늦다고 하지만 같은 조건이라고 한다면 백발의 사람 쪽이 혈허이기 때문에 치매에 걸리기 쉬운 것은 확실하다.

모처럼 백발이라는 형태로 혈액의 증상을 경고해 주고 있으니까, 빨리 그것을 깨닫고 혈액을 늘리도록 생활을 바로 잡아야 한다. 그래서 커피나 담배의 힘을 빌지 않더라도 본래의 바이탈리티로 팔팔하게 일을 해 주기 바란다.

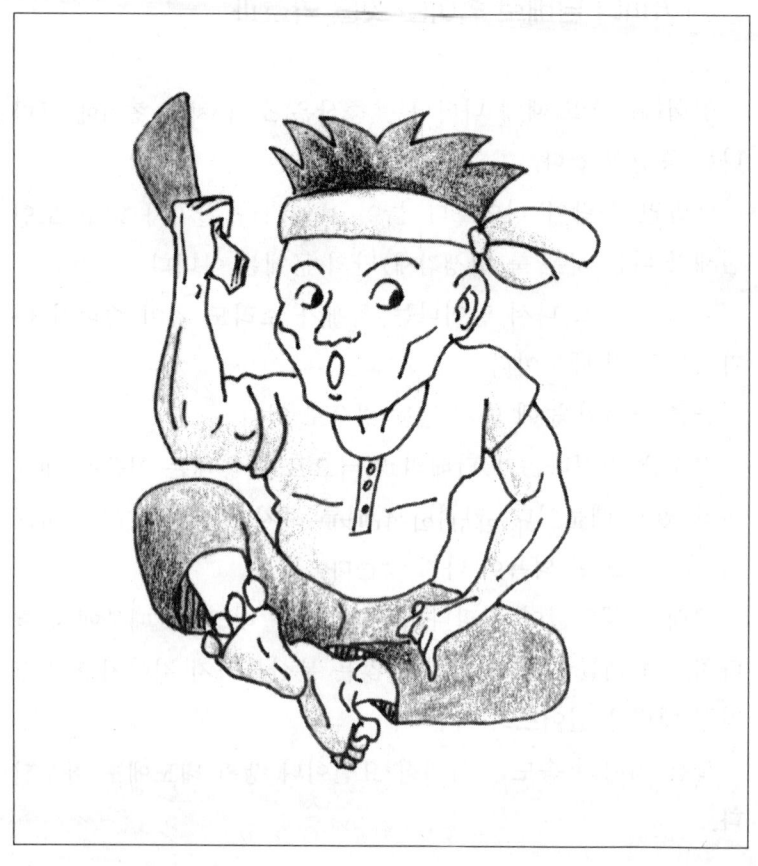

대머리가 정력(精力)이 끝내준다는 것은 거짓말

□ 머리가 벗겨진 사람은 위급할 때 믿을 수 없다

'대머리는 남성적이고 에네르기시한 증거'란 말은 언제 누가 한 말일까?

대머리가 암에 걸리기 어렵다는 것도 지금 현대 의학적으로 입증된 것은 아니다.

'인간은 원래 전신에 체모(體毛)가 나 있었지만 진화 단계에서 〈벌거숭이 원숭이〉라고 일컬어지는 상태로까지 되었기 때문에 진화(進化)의 극한은 무모(無毛)가 되는 것이다'라고 평계를 대는 사람도 있지만 별로 설득력이 없다.

대머리가 절대 자랑스러운 것도 매력 포인트가 되는 것도 아님은 자신이 가장 잘 알고 있을 것이다.

확실히 머리가 벗겨진 사람은 언뜻 양성(陽性)으로 활활 타오르고 있는 듯한 느낌이 있다.

불그스름한 얼굴로 이쪽으로 다가오는 것 같은 열기(熱氣)가 있는 사람이 많은 것도 사실이다.

그렇지만 그것은 발끈해지기 쉽다고 할 뿐인 얘기이다.

모발이나 생명력(生命力)을 담당하는 신장(腎臟)이나, 모발을 기르고 병원균이 체내에 들어오지 않도록 지키고 있는 폐(肺) 등이 별로 튼튼하지 않기 때문에 배꼽 밑의 단전에 기합이 들어가 있지 않아, 일단 뭔가 일이 일어나면 서두르고 부산떨며 남보다 더 허둥지둥 초조해하기 쉬운 사람들이다. 아무리 뜯어맞추어 보려고 해도 남성적이라든가 정력이 끝내준다는 말은 들어맞지 않는 타입이다.

□ 대머리에는 4가지 단계가 있다

대머리는 외인(外因 ; 조악한 샴푸 등), 불내외인(不內外因 ; 음식물 등), 내인(정신적 스트레스)라는 3가지의 원인으로 일어난다.

그리고 대부분의 경우 대머리에는 내장(內臟), 특히 폐장(肺臟)의 병이 숨겨져 있는 경우가 많다.

한방에서는 모발의 증상을 '위(衛)', '기(氣)', '영(營)', '혈(血)'의 4단계로 나누어 생각한다.

'위(衛)'라는 것은 모발이 불그죽죽하게 바래거나, 지모(枝毛)가 나거나 하는 단계이다.

소위 대머리의 예비군이라고도 할 만한 사람들로, 이것은 조악한 샴푸나 헤어 팩을 바꿈으로써 회복을 꾀할 수 있다.

'기(氣)'로까지 진행하면 모발은 적어지기 시작한다. 그렇지만 아직 만회 불가능한 것은 아니다.

제1단계의 샴푸나 헤어 팩의 개선에다 플라스틱제나 나일론제 브러시의 사용을 그만두고 멧돼지 털 100%의 브러시에 의한 브러싱으로 바꿀 경우 모발의 빠짐이 놀랄만큼 멈추고 모발이 다시 난다.

'영(營)'까지 진행하면 모발은 이미 상당히 적어진다. 이것은 모발에 좋지 않은 음식을 자신도 모르는 사이에 먹고 있기 때문이므로 신속히 식생활을 바꾸지 않으면 털이 적어지는 것은 멈추지 않는다.

같은 대머리라도 '혈(血)'의 단계까지 진행했을 경우에는 철저한 체질개선을 하지 않으면 내장의 병 때문에 쓰러지지 않는다고 보장할 수 없다.

□ 텅 빈 욕조에 불을 지피는 행위에 주의

대머리가 걱정되기 시작하면 많은 사람은 시판 육모제(育毛劑)나 양모제에 의존한다.

이런 것늘은 두피(頭皮)에 자극을 주어 자고 있던 모유두(毛乳頭)를 깨어나게 해서 모발을 자라게 하려는 것이다.

그렇지만 아무리 이런 약품을 사용해도 모발을 만드는 원래의 혈액이 부족하거나 불양생(不養生)하고 있으면 전혀 허사이다.

마치 물이 들어있지 않는 욕조에 불을 활활 때고 있는 것과 같다.

 욕조에 물이 없어서는 안 되듯이, 모발에는 혈액이 충분히 공급되어야만 한다.

 육모(育毛), 양모제(養毛劑) 뿐만 아니라 식모(植毛), 드라이아이스 치료법, 주사 등 현재 이루어지고 있는 모든 탈모 요법(脫毛療法)은 근본 원리를 무시한 점이 많은 것 같다.

□ 대머리가 치료되면 정말로 남자다워진다

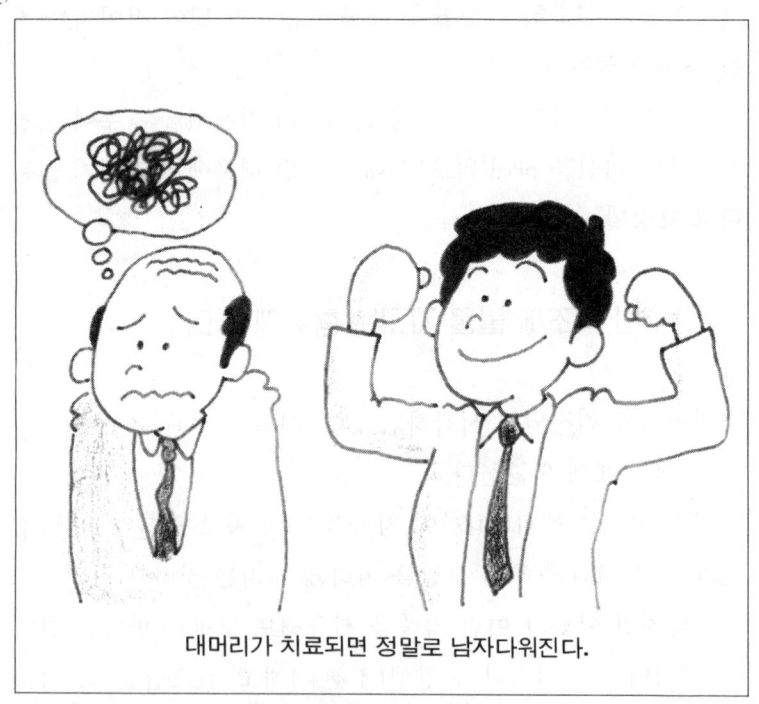

대머리가 치료되면 정말로 남자다워진다.

 어른이나 어린이나 한방 요법으로 대머리가 치료되면 성격까지 변해 버린다.

이것은 심리적인 압박감이 없어지는 데다가 기력(氣力)이나 체력도 실제로 강해져서 몸 속에서부터 완전히 변신해 버리기 때문이다.

어느 상사의 샐러리맨도 대머리를 걱정하고 있었을 무렵은 허세와 고집으로 시종하고, 주변은 탄로나 있기 때문에 우스워서 어쩔 수 없는데 본인의 아주 진지한 모습은 불쌍할 정도였다.

그런데 한방 요법으로 대머리가 치료된 순간 완전히 변해 버렸다.

이거야말로 그 본래의 남자다움이었다고 감동한 것이다.

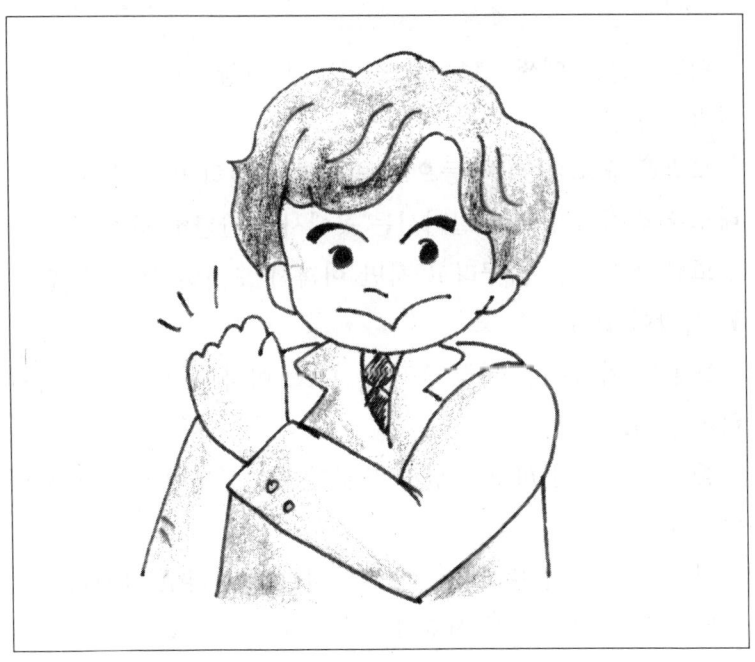

모발의 가리마를 바꾸어서
아플 때는 요주의

□ 가리마가 아픈 것은 두피(頭皮)가 결리는 증거

머리카락을 애써 세운 것도 아닌데 이상하게 곤두서 있는 사람이 있다.

모발은 순모 브러시 등으로 빗으면 자연히 머리에 눕는 형태로 가라앉지만 털이 일어서는 곳에서는 단단히 서 있다.

또한 가리마를 바꾸려고 하면 아파서 도저히 참을 수 없다는 사람이 있다.

보통은 가리마를 바꾼 직후는 다소 아파도 곧 신경쓰이지 않게 된다.

좀더 심해지면 바람에 날렸을 뿐인데도 두발이 아프다는 사람도 있다.

이런 사소한 점은 놓쳐 버리는 사람이 많다고 생각하지만 모두 모발이 내는 위험 신호라고 생각해 주기 바란다.

즉, 어깨결림과 같은 결림이 두피에 있어서 울혈, 부종, 림프액의 막힘 등을 일으키고 있기 때문인 적신호이다.

이것은 고민이 있어서 잠을 잘 잘 수 없거나, 스트레스가 강하거나, 생각할 일이 많다고 할 때에 일어난다.

또한 습기, 바람, 열, 건조, 더위, 추위 등의 외적인 원인에서도 일어난다.

가리마를 항상 똑같이 하고 있으면 그곳만 두피가 더위, 추위에 노출되어 있거나 건조해 있게 된다.

이미 한방침으로 '압법(壓法)'을 실시하고 있는 사람이라면 보다 빠른 시기에 두피의 통증을 캐치할 수 있을 것이다.

같은 힘을 주어도 두피가 아픈 곳과 아프지 않는 곳이 있을 것이고, 또한 같은 부분이라도 여느 때는 아프지 않은데 비가 내리는 날이나 몸이 피곤한 날에는 아프다고 느끼는 사실도 깨달을 것이다.

이것은 몸의 여기 저기에서 운동, 지각 기능(知覺機能)의 저하나 이상이 일어나고 있다는 위험 신호를 두피 표면(頭皮表面)에 '통증'으로서 보내주고 있는 것이다.

□ 가리마는 가끔 바꾸는 편이 좋다

아프다는 반응은 아직 치료될 힘이 있다는 것의 증거이다. 이것을 게을리하고 있으면 차츰 모근(毛根)이 느슨해져서 대머리나 백발의 원인이 된다.

또한 아프면 가리마를 바꾸는 것을 그만두고 무심결에 원래

대로 하기 쉬운데, 가리마는 가끔 바꾸는 편이 좋다.
한 군데에서만 가르고 있으면 거기부터 탈모(脫毛)되기 쉽다.

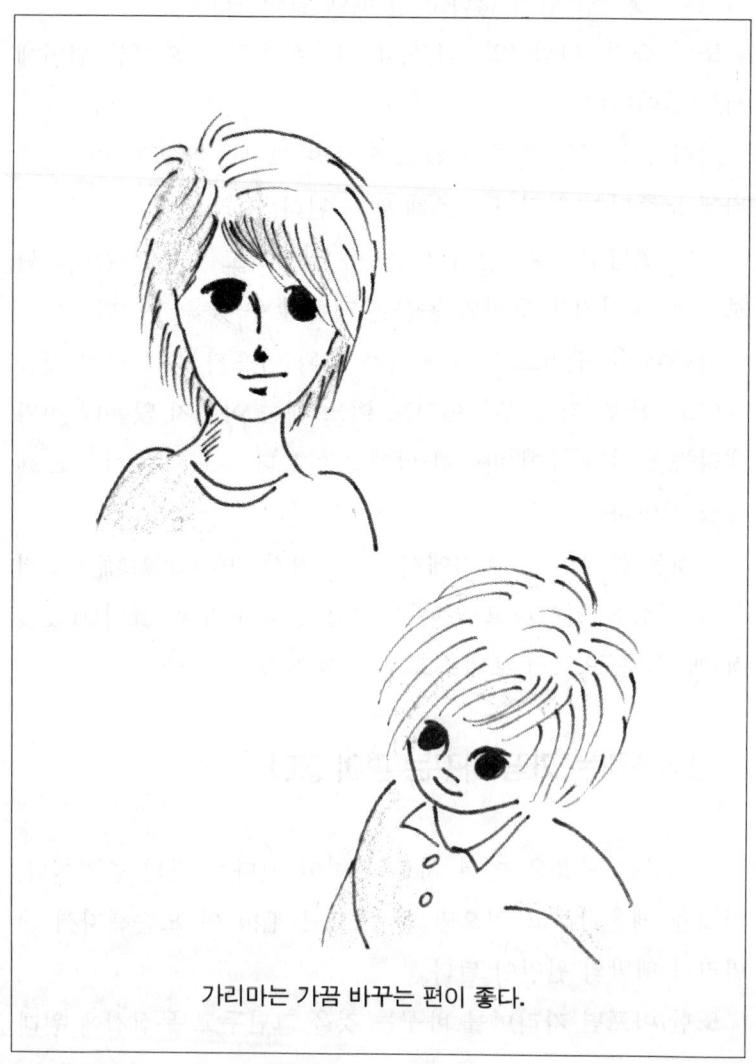

가리마는 가끔 바꾸는 편이 좋다.

백발, 탈모는 모두 내장(內臟)의 '상태'이다

□ 한방 독특의 사고 방식 '치미병(治未病)'

한방에는 '치미병(治未病)'이라는 사고방식이 있다.

지금으로부터 1700년쯤 전 후한 시대에 나타난 장중경(張仲景)이라는 사람의 「금궤요략(金匱要略)」이라는 한방 고전에 나오는 것이다.

'치미병'이란 병이 되기 전에 치료하는, 즉 몸의 미묘한 변화를 놓치지 않고 일찌감치 찾아내어 그것을 바로 잡아감으로써 건강을 지켜 나가려고 하는 것이다.

서양의학과 한방에서는 병이나 몸에 대한 사고방식이 근본적으로 다르지만, 이 '치미병'이라는 개념 등은 그 대표적인 것이라고 해도 좋을 것이다.

□ 인간의 몸은 자연계(自然界)와 같다

인간의 몸의 모든 작용이나 역할은 5장(五臟), 즉 폐(肺), 심장(心臟), 간장(肝臟), 비장(脾臟), 신장(腎臟) 그리고 6부(六腑), 즉 대장(大腸), 소장(小腸), 담낭(膽囊), 위(胃), 삼초(三焦), 방광(膀胱)을 중심으로 영위되고 있어, 혈액이 이 5장 6부에 스무드하게 이르지 않으면 건강한 생활을 보낼 수 없다는 것이 한방(漢方)이 설명하는 바이다.

이것은 동양의학의 사고방식 근저에 '우주즉아(宇宙卽我 ; 우주는 곧 나 자신)'라는 것이 있어, 자연계에 일어나는 모든 현상이 인체에도 일어난다고 보기 때문이다.

예를 들면 지구상에 있는 하천이 인체 속의 혈액이나 림프액에 해당하고, 바위나 광물이 뼈(骨)나 이(齒)에 해당하며, 수목(樹木)이 모발에 해당한다는 식이다.

자연계의 원리를 목(木), 화(火), 토(土), 금(金), 수(水), 5가지에 적용시켜서 법칙성을 정한 것을 '5행설(五行說)'이라고 한다.

고대 중국의 의사들은 사람들의 5장(五臟)도 이 5행에 적용시켜서 생각하고 치료에 임하고 있었던 것이다.

또한 5장(五臟)의 작용에 대해서도 서양의학과는 다른 특유한 방법으로 파악하고 있다.

예컨대 간장이라면 간장만 잘라낸 형태로 그 작용을 생각하는 것이 아니라 다른 장기(臟器)와의 관련성은 물론 간기능(肝機能)이 정신면(精神面)을 포함한 전신(全身), 전인격(全人格)에까지 미치고 있다고 생각하고 있는 것이다.

시력(視力)의 약화나 손톱의 변화라는 각 기관(器官)의 작용이나 감정면(感情面)에까지도 간기능의 성쇠가 관련하는 예로서, 간기능이 너무 왕성해지면 화를 잘 내고, 쇠약하면 멍하니 무기력해지고, 정상으로 작용하면 소위 간덩이가 튼튼해진 사람이 된다는 예를 들고 있다.

동양의학에서는 '5행설'에 바탕을 두는 독특한 장기 개념(臟器槪念)을 포함하기 때문에 부르는 법도 구별한다.

서양의학의 간장(肝臟)을 간목(肝木), 심장(心臟)을 심화(心火), 비장(脾臟)을 비토(脾土), 폐장(肺臟)을 폐금(肺金), 신장(腎臟)을 신수(腎水)라는 식이다.

□ 모발(毛髮)은 건강을 지켜 주는 전초기지(前哨基地)

이들 중에서 특히 혈액(血液)에 관계가 있는 5장(五臟)으로서, 피를 만드는 심화(心火), 피를 저장하는 간목(肝木), 피를 돌게 하는 비토(脾土)를 중시하고 그 장상(臟象 ; 장기의 작용현상)에 주목한다.

모발은 피로 만들어지는 것이기 때문에 심화(心火), 간목(肝木), 비토(脾土)에 뭔가 트러블의 싱후가 있으면 반드시 모발에 사인(징후)으로서의 변화를 나타낸다. 그것이 탈모나 백발인 것이다.

탈모나 백발을 일찌감치 캐치해서 그 응급처치를 하는 것이 왜 중요한지는 '치미병(治未病)'의 사고방식으로부터도 분명하고 탈모나 백발을 눈치채서 아직 그 장기(臟器)의 병이 진행하기 전에 탈모나 백발 등을 치료할 수 있으면 내장도 병명이 붙기 전에 정상으로 되돌릴 수가 있기 때문이다.

한방 헤어 요법을 시작한 사람은 두발에 분명한 변화가 보이기 전에 우선 '몸 상태가 좋아졌다'고 이구동성으로 말한다.

말하자면 모발은 우리들의 건강을 지켜주고 있는 전초기지이므로 중요시 여겼으면 싶은 것이다.

모발이 내고 있는 주의신호를 깨닫지 못하거나 혹은 방치했을 경우에 우리들이 눈치채지 못하는 사이에 무서운 병은 자꾸자꾸 진행해 가는 것이다.

□ 내장(內臟)의 병(病)은 정통으로 모발(두발)에 나타난다

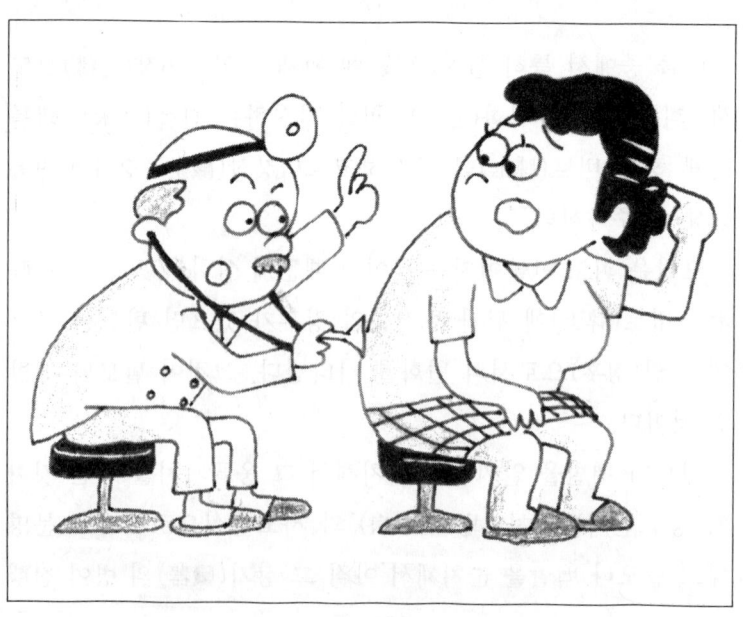

동양의학에서의 병의 단계에는 앞에서도 얘기했듯이 '위(衞)', '기(氣)', '영(營)', '혈(血)'의 4가지가 있다.

46페이지의 테스트에서 '혈'의 단계까지 온 사람은 5장 중에서 심화, 간목, 비토의 3개에 큰 워크 포인트가 있다. 모두 혈액과 관련된 장기(臟器)이다.

[심화(心火)가 나빠서 탈모(脫毛), 백발(白髮)이 된 사람]

심장은 우리들이 살아 있는 한 쉬지 않고 움직이고 있어 그 혈액순환에 의해 다른 장기의 작용을 촉진해서 전신에 산소나 영양을 운반하는 가장 중요한 장기(臟器)이다.

심장병은 한창 일할 나이인 40대부터 늘어나서 협심증(狹心症), 심근경색(心筋梗塞), 심장판막증(心臟弁膜症) 등이 있지만 한방에서는 다음과 같이 3가지로 분류하고 있다.

심허(心虛)=놀라기 쉽다, 잊어 버리기 쉽다, 가끔 심장이 아프다, 가슴이 두근거린다, 유정(遺精) 등.

심실(心實)=기분이 좋지 않다, 침으로 찌른 것 같은 통증이 있다, 물만 토한다, 가래가 목에 막혀서 제거되지 않는다, 몸은 뜨겁지만 땀은 안 난다 등.

심열(心熱)=안동(眼痛), 혀 밑의 부스럼, 혀가 붓고 딱딱해진다, 괴로워서 몸부림친다, 누울 수 없다, 헛소리를 한다, 혈뇨(血尿)가 나온다 등.

특히 심화(心火)에 병이 있으면 혀가 꼬부라지기 쉬워 말이 알아듣기 어려워지거나 미각(味覺)을 모르게 되거나 한다.

이런 심화(心火)의 증상이 있을 경우는 심화를 강화하는 식품이나 한방약을 먹지 않으면 혈액의 부족을 보충할 수가 없다. 담배, 커피는 극력 피하지 않으면 모발을 다시 젊게 만드는 것은 불가능하다.

[간목(肝木)이 나빠서 백발이나 탈모가 일어나는 사람]

간장은 영양소(營養素)의 대사(代謝)와 조절 작용을 갖고 있다. 즉, 인간이 섭취한 과잉 당(糖)이나 단백질을 글리코겐이나 지방으로 바꿔서 저장하고, 축적한 글리코겐이나 지방이 다 떨어지면 근육을 구성하고 있는 단백질을 산화(酸化)시켜서 에너지를 만드는 것이 간장(肝臟)이다.

또한 과잉 비타민 A, D를 축적해 두고 특수한 소모(消耗)에 의한 몸의 요구에 부응하거나, 담즙 제조(膽汁製造)나 해독 작용(解毒作用)도 하고 있다.

완성된 혈액이 항상 빠듯한 양이어서는 사소한 충격이나 부상의 출혈(出血)로 곧 빈혈이 되어 버린다.

그런 때를 위해서 여유 혈액(餘裕血液)을 저장해 두는 것이 간목(肝木)의 역할로, 여기에서 몸 전체의 혈액량을 조절하고 있다.

간장병에는 간염(肝炎), 간경변(肝硬變), 지방간(脂肪肝), 간위축(肝委縮), 간농양(肝膿瘍) 등이 있지만, 한방의학에서는 간목의 병을 다음과 같은 3가지로 분류하고 있다.

간허(肝虛)=옆구리가 아프고, 현기증이 나고, 눈이 마르고, 눈썹뼈 가장자리가 아프고, 심장이 동계(動悸)하고, 입이 몹시 마르다, 발열(發熱) 등.

간실(肝實)=왼쪽 옆구리의 통증, 두통, 복통, 하복통, 구토, 딸꾹질(내려가야 할 기가 위로 올라와서 목에 꾹꾹하는 소리가 끊이지 않는다), 설사(대변이 물과 같이 엷어져서 나왔다 멈추었다 한다), 해소(咳嗽).

간열(肝熱)=머리가 무겁다, 현기증, 눈이 붉어지고 붓고 아프다, 입이 쓰다, 심한 갈증, 두통, 옆구리 통증, 기(氣)가 올라와서 동계하고 소변을 실금(失禁)한다.

간목(肝木)이 나쁠 때에는 손톱에 그 병변(病變)이 나타난다. 간목에 대한 한방식(漢方食)과 한방약(漢方藥)을 섭취함으로써 우선 손톱이 깨끗해지고 모발이 난다.

[비토(脾土)가 나빠서 백발이나 탈모가 일어나고 있는 사람]

비장(脾臟)은 당(糖), 지방(脂肪), 단백질의 대사(代謝)나 혈구(血球)의 제조 촉진(製造促進)에 관여하고 있어 병독(病毒)으로부터의 방위작용(防衛作用)을 갖고 있다.

서양의학에서는 비장(脾臟)을 인체에 있어서 그다지 중요한 것으로 보고 있지 않지만 동양의학에서는 비장의 역할을 곡물 등을 소화운반하고, 그 기(氣)를 다른 장기(臟器)에 주어서 기르며 생명에 활력을 주는 중요한 장소로 보고 있다.

한방에서는 비장(脾臟)의 병을 다음의 4가지로 나누고 있다.

비허(脾虛)=구토(嘔吐), 설사(泄瀉), 구리(久痢 ; 개운치 않은 설사), 복통(腹痛), 사지 연약(四肢軟弱), 안색(顏色)은 누런

색, 부종, 피부는 물렁물렁, 오한(惡寒), 식은땀.

비실(脾實)＝기적(氣積 ; 기체에 의해 일어나는 복부 장만), 혈적(血積 ; 혈체에 의해 일어나는 복부 장만), 식적(食積 ; 복부의 당김), 비적(脾積 ; 가슴 막힘), 충적(虫積 ; 벌레의 기생), 담음(痰飮 ; 체강이나 사지에 수액이 정체해 있는 상태), 불능식(不能食 ; 위에 힘이 없어서 먹을 수 없다).

비한(脾寒)＝구토(嘔吐), 설사(泄瀉), 백리(白痢), 복통(腹痛), 신통(身通), 황달(黃疸), 습기(濕氣)로 인한 수족(손발)의 부종(浮腫)과 냉증(冷症), 상기.

비열(脾熱)＝복통(腹痛), 열토(熱吐 ; 열사로 인한 구토), 침, 사발(瀉渤 ; 물같은 설사), 적리(赤痢), 흰동자의 부음과 통증, 주달(酒疸 ; 주식 불섭생에 의한 황달), 현기증, 양황달(陽黃疸 ; 급성 황달).

비토(脾土)에 병변이 일어나면 입술색이 보라색이고 손가락 끝도 보라빛이 된다. 중년의 백발과 탈모인 사람에게 많고, 비토에 대한 한방식(漢方食)과 한방약(漢方藥)을 섭취함으로써 우선 입술색, 손가락끝이 핑크빛이 되고 백발, 탈모가 치료된다.

제 2 장

모발의 메카니즘을 아는 것, 그것이 백발을 해결하는 첫걸음

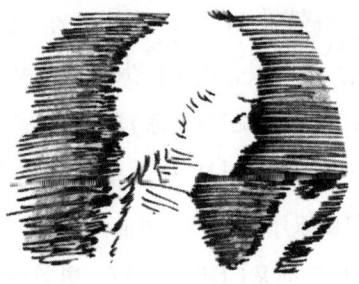

모발(毛髮)은 피(血)의 여분이다

□ 머리카락은 피(血)로 만들어진다

중국에서는 모발을 '혈여(血餘)'라고 부르고 있었다.

한의사 P씨는 한방을 공부하다가 「본초강목(本草綱目)」이라는 책 속에서 이 말을 발견했을 때에는 정말로 깜짝 놀랐다.

왜냐하면 최신 과학이 밝힌 모발의 조성(組成)을 수천년 전의 중국 사람이 알고 있었음이 이 말로 확실해졌기 때문이다.

우리들의 머리카락은 모근(毛根)의 제조공장에서 만들어져 1일 0.3~0.4mm 정도씩 피부 밖으로 밀려 나오고 있는데 그 재료는 적혈구(赤血球), 즉 혈액(血液)이다.

혈구(血球)가 모모세포(毛母細胞)로 변화해서 신장(伸張)하고 각화(角化)해서 피부의 가장 바깥쪽 표피(表皮)에서 밖으로 나온 것이 머리카락이다.

□ 먹은 것이 피가 되고 머리카락이 된다

우리들 현대인은 전자현미경의 힘에 의해 이 머리카락의 조성을 알 수 있었지만 놀라운 점은 현미경은 커녕 과학적인 사실 따위는 아무것도 몰랐던 옛날에 중국인이 정확히 혈여(血餘) '머리카락은 피(血)의 여분(餘分)이다'라는 사실을 밝혀내고 있었다는 것이다.

한방에서 말하는 '혈여(血餘)'의 '여(餘)'라는 것은 문자를 보면 알 수 있듯이 '남아도는 음식'이라는 의미이다.

즉, 음식이 혈액(血液)이 되고 그 나머지가 머리카락이 된다는 것이다.

이것은 절대로 추리가 아니다.

우리들이 먹는 음식물은 우리들의 활동을 지탱하는 에너지가 될 뿐만 아니라 체내(體內)에서 단백을 합성(合成)하여 혈액을 만들고 있다.

이 혈액에 의해 생명이나 건강이 유지되지만 그 남은 것이 머리카락이나 손톱을 만든다.

우리들은 자칫하면 피부 표면에 생긴 머리카락밖에 신경쓰지 않는다.

그러나 생기있는 머리카락을 유지해 나가기 위해서는 머리가락의 재료(材料), 즉 혈액이 듬뿍 있고 또한 그것을 스무드하게 흡수해서 부지런히 머리카락을 제조하는 공장의 기계가 잘 움직이고 있어야만 한다.

부디 머리카락을 생각할 때에는 '혈여(血餘)'라는 말을 떠올리고 근본부터 살펴 나가는 것을 잊지 말아 주기 바란다.

머리카락의 질(質)을 결정하는 '선천적인 기(氣)'와 '후천적인 기(氣)'

□ 기(氣)가 피(血)를 진행시킨다

중국에서는 머리카락의 질을 결정하는 것에 '선천적(先天的)인 기(氣)'와 '후천적(後天的)인 기(氣)' 두 가지가 있다고 하는 사고방식을 갖고 있다.

동양의학에는 '우주즉아(宇宙卽我 ; 우주는 곧 나 자신)'라는 사고방식이 있다.

자연을 대우주(大宇宙)로 파악하는데 대해 인간의 몸을 소우주(小宇宙)로 보고 대자연의 섭리가 인체 속에서도 전부 적응된다는 것이다.

인간은 자연계에 삶(生)을 받아서 몇십 년인가의 인생을 보내고 다시 돌아간다.

작물(作物)이나 초목(草木)이 그렇듯이 소우주(小宇宙)로서의 인간은 자연의 에너지를 '기(氣)'로서 받아들이고 있어, 이

'기(氣)'가 '혈(血)'을 운행(運行)시키고 있다고 생각하는 것이다.

□ 태내(胎內)에서 선천적인 기(氣)를 받는다

'기(氣)'에는 '선천적인 기'와 '후천적인 기'가 있으며 선천적인 기란 보통 유전이라든가 선천적이라고 일컬어지고 있는 것으로 태아가 아버지와 어머니로부터 물려받은 '현기(賢氣)', 즉 생명력(生命力)을 말한다.

태내에서는 모체로부터 영양 보급을 받으면서 아이의 '신기(腎氣)' 즉, 생명력(生命力)이 만들어져 간다.

이 신기(腎氣)라는 것이 장기(臟器)나 기관 형성(器官形成)에 매우 중요해서 이것이 부족하거나 질이 나쁜 것이거나 하면 그 영향이 태어난 아이에게 나타난다.

머리카락으로 말하면 신기(腎氣)의 부족이나, 아버지의 정모(精母)의 정(精)이 탈모(脫毛)나 백발(白髮)을 일으키기 쉬운 것이라면 선천적으로 머리카락의 질이 나쁜 아이가 된다.

□ 태어나면 후천적인 기(氣)를 받는다

달이 차서 인간으로서 이 세상에 울음 소리를 내면 이때부터는 '후천적인 기(氣)'의 지배를 받게 된다.

'후천적인 기'란 그 사람 개인(個人)의 생활상(生活上)의 양생(養生)이나 노력(努力)을 말한다.

① 혈액부터 모발세포가 생기기까지

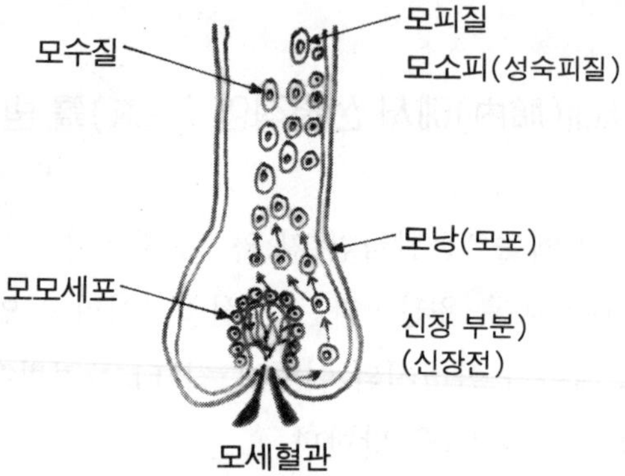

모수질
모피질
모소피(성숙피질)
모낭(모포)
모모세포
신장 부분)
(신장전)
모세혈관

② 두피의 단면도

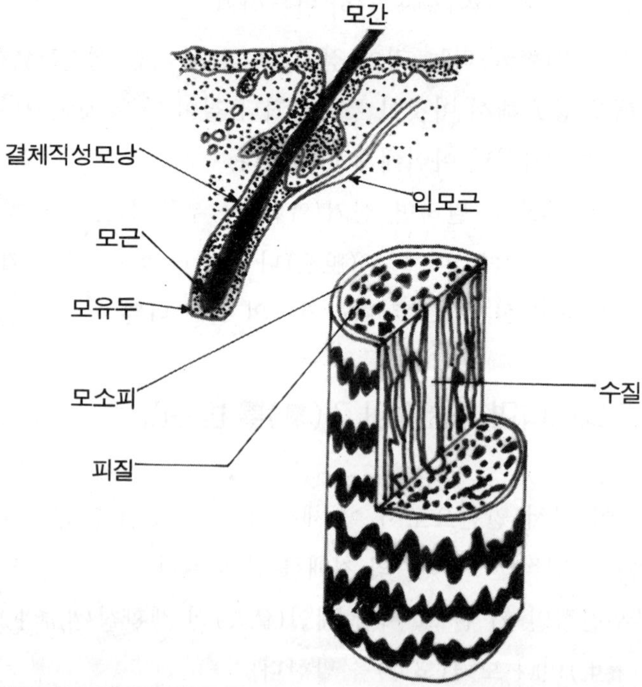

모간
결체직성모낭
입모근
모근
모유두
모소피
피질
수질

유전(遺傳)에 대해 환경(環境), 탄생에 대해 육성(育成)이라고도 해야 할 것이다.

털의 피부 표면에 나와 있는 부분을 모간(毛幹), 피부 속에 숨어 있는 부분을 모근(毛根)이라고 한다.

모근(毛根)의 가장 아래 부분은 불룩해 있어 모구(毛球)라고 한다. 그 가장 밑에 작은 패임이 있는데 그 부분을 모유두(毛乳頭)라고 한다.

이 일대(一帶)가 머리카락의 제조 공장으로 신경(神經)이나 혈관(血管)이 복잡하게 얽혀 있다.

□ '가문(家門)보다 가정 교육이 중요하다'라는 말은 머리카락에도 해당된다

머리카락은 이미 죽어 버린 체조직의 일부가 아니라 모유두를 통해서 살아 있고 시시 각각 변화하고 있는 것이다.

유명한 헤어 디자이너인 Y씨는 '컷트를 하면 육안으로는 보이기 어렵지만 조금씩 액이 나온다. 또한 거칠게 다루면 머리카락이 싫어하고 있는 것이 이쪽에게 잘 전달되어 온다'라고 말하고 있다.

언뜻 침묵하고 있는 듯이 보이는 머리카락이지만 그 기(氣)가 되어 들으면 모발(毛髮)도 여러 가지 불평이나 소리를 지르고 있을지도 모른다.

올바른 양생(養生)이나 부드러운 취급으로 '후천적인 기'를 길러 나가야 할 필요성을 잘 알 수 있으리라고 생각한다.

즉, 선천적인 기라는 것은 확실히 강한 지배력(支配力)과 영향력(影響力)을 갖고 있지만 머리카락의 질(質)을 결정하는 것은 이것이 전부는 아니다.

선천적인 머리카락의 질(質)도 양생(養生) 나름, 즉 후천적인 기의 양생법(養生法) 나름으로 충분히 보충해 나갈 수 있다.

'가문보다 가정교육이 중요하다'는 말은 머리카락의 경우에도 적용되는 것이다.

'후천적인 기'의 양생법에 대해서는 다음에 다시 자세히 설명하기로 한다.

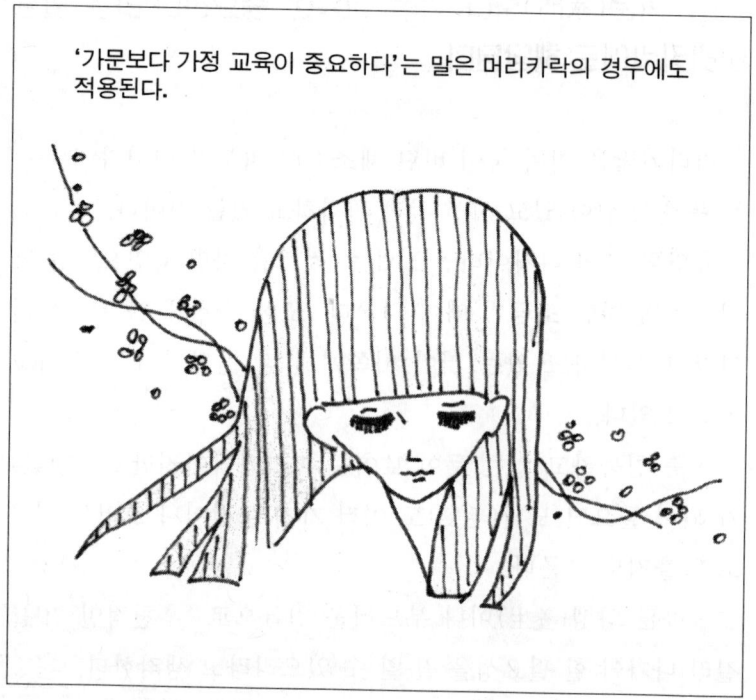

'가문보다 가정 교육이 중요하다'는 말은 머리카락의 경우에도 적용된다.

모발(毛髮)은 단순한 장식이 아니다

□ 쥐털에 수은(水銀)이……

'인간을 비롯한 동물의 털은 중금속(重金屬)의 배설기관(排泄器官)으로서 도움이 되고 있다'는 주목할 만한 학설이 5월말 발표되어 화제가 되고 있다.

체외(體外)로 배설되기 어려운 일부의 중금속이 털에 축적되는 사실은 이전부터 알려져 있었지만, 쥐를 사용한 이 실험에서 그 사실이 확실히 증명되었다.

실험에 사용된 것은 생후 50일 정도 지난 쥐.

여기에서 좀 설명이 필요한데, 동물의 털에는 일정한 성장 주기가 있어 이것을 헤어 사이클이라고 부르고 있다.

성장기에 있던 털이 어느 사이엔가 휴지기(休止期)에 들어가고 그 털이 빠진 후 새로 난 털이 다시 성장과 휴지탈모(休止脫毛)를 반복하는 것이다.

인간의 머리카락은 1개 1개 헤어 사이클이 다르기 때문에 항상 어느 정도의 모발이 있는데 반해, 동물은 등이라면 등의 털이 한결같은 헤어 사이클을 갖고 있다.

이 때문에 털갈이라는 현상이 일어나는 것은 애완동물을 기르고 있는 사람이라면 잘 알 것이다.

생후 50일 지난 쥐라고 하면 털은 휴지기(休止期)에 있지만 실험에서는 이것을 두 그룹으로 나누어 한 그룹은 휴지기인 채, 또 한 그룹은 휴지기에 있는 털을 빼고 인공적으로 성장기(成長期)의 털을 심어 매일 일정량의 메틸 수은을 16일 간 주어 이루어졌다.

그 결과 수은(水銀)은 성장기의 털에는 대량으로 축적하는데, 휴지기에 있는 털이나 신장, 뇌, 간장, 혈액 등에는 별로 축적하지 않는다는 사실을 알았다.

메틸 수은이라고 하면 미나마타병의 원인으로서 알려지는 유해물질(有害物質)이다.

왜 성장기의 털에만 이런 현상이 일어나는가?

연구 그룹은 성장기의 털에서는 분열(分裂)이 격렬하게 이루어지고 있기 때문에 수은이 세포분열을 하고 있는 곳을 노리고 들어가는 게 아닐까 하는 가설(假說)을 세웠다.

그런데 마찬가지로 세포 분열이 심한 정낭(精囊)이나 난소(卵巢)에는 수은이 별로 축적하지 않는다는 사실을 알았다.

이런 사실로부터 단지 털에 수은이 이행(移行)한다기보다 털이 적극적으로 수은을 배설하고 있는 게 아닐까? 즉, 털에는 중금속의 배설기관으로서의 역할이 있다고 생각해도 좋다.

이것은 인간의 머리카락의 경우도 마찬가지가 아닐까 하는 결론이 나온 것이다.

□ 최대의 모발 역할(毛髮役割)을 드디어 알았다

인간의 털에는 배냇털, 단모(短毛), 장모(長毛) 등의 3종류가 있고, 그 어느 것인가가 손바닥, 발바닥, 입술을 제외한 몸의 거의 전체에 나 있다.

이것은 인류의 태고적부터 피부 보호나 보온(保溫)의 역할이 있었기 때문이다.

의복을 입게 되어 털에 의한 보온의 필요성은 없어졌지만 인체의 중요한 부분에는 지금도 단단한 털이 나 있어 그 부분을 지키는 역할을 하고 있다.

인간의 모든 행동의 지령 센터인 대뇌를 담은 두부에는 더 부룩한 모발이 있고, 생식기(生殖器) 가까이에는 성모(性毛)가 있으며 델리케이트한 겨드랑이 밑에도 액모(腋毛)가 있어서 마찰을 막고 있다.

또한 털은 사춘기가 되면 성장(成長)이 눈에 띄는 것이 많지만 성(性)의 상징으로서 이성(異性)을 끌어 당기는 장식적(裝飾的)인 역할도 있다.

□ 탈모(脫毛)가 고마운 점도 있다

쥐의 실험은 계속된다.

일단 장기(臟器)에 축적된 수은이 탈모(脫毛)를 반복했을 경우 어떻게 변화하는지를 조사하기 위해서 메틸 수은을 4일간에 걸쳐서 주고 탈모를 3주일마다 4회 한 쥐와 탈모하지 않았던 쥐의 각 장기의 수은 축적량을 비교해 보았다.

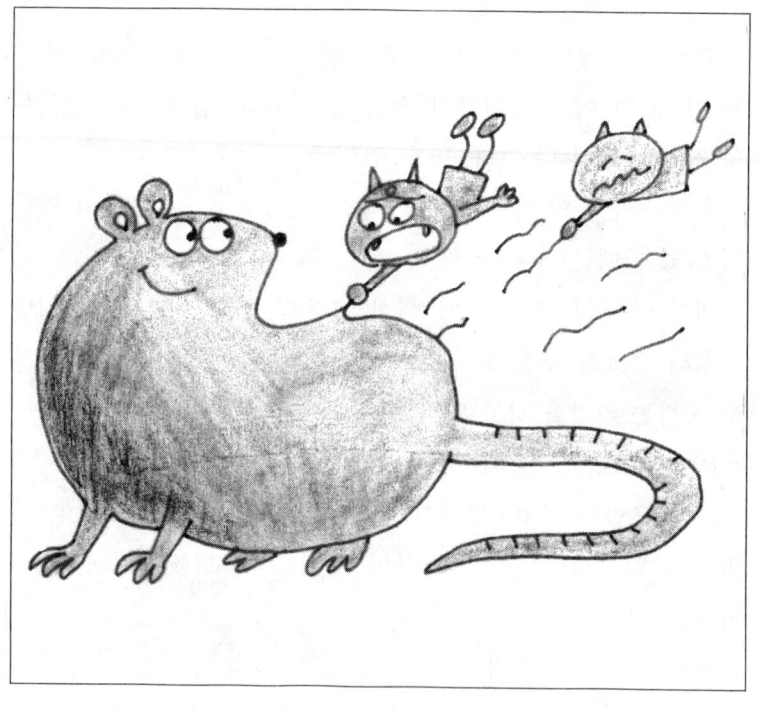

그 결과 탈모한 쥐의 장기쪽이 항상 수은 축적량이 적어 탈모하지 않은 쥐의 40~70%라는 사실을 알았다.

이것도 털이 적극적으로 수은을 배설하고 있다는 증거가 되지만 탈모하는 것은 그만큼 몸 속의 나쁜 물질이 밖으로 나오고 있다는 것도 된다.

큰 병을 앓으면 탈모가 늘어나거나 계절에 따라 대량으로 털이 빠지거나 하는 것도 조사해 보면 어떤 이유가 발견될 것이다.

연구 그룹은 머리카락으로 고민하는 사람에게 치료에 앞서서 우선 모발 분석을 해 왔는데 이것이 올바른 것이었음이 학문적으로 입증된 셈이다.

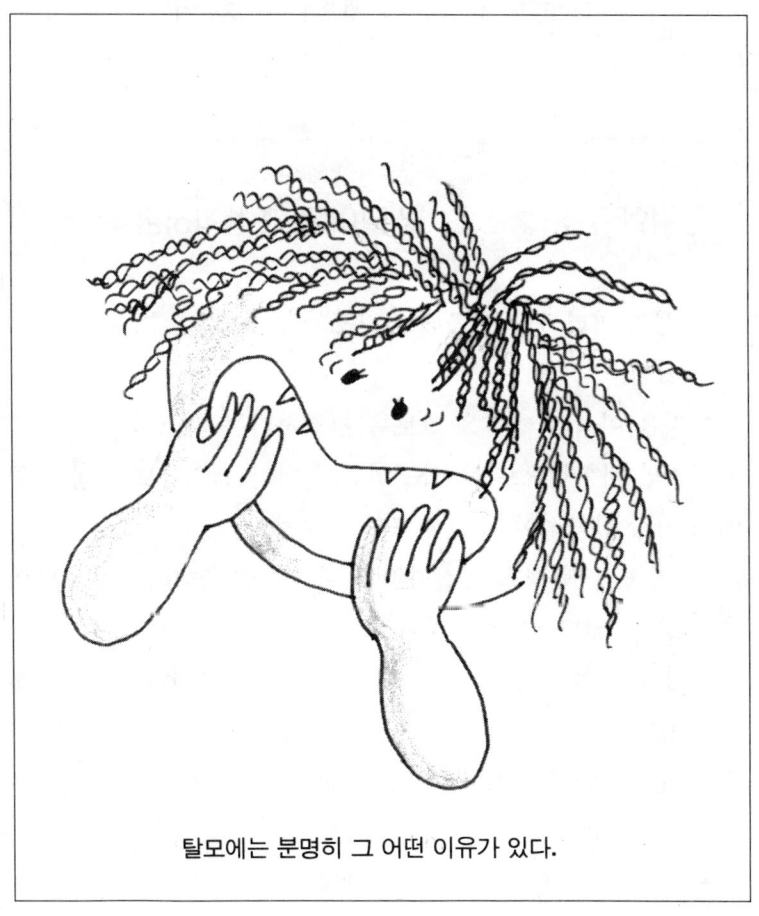

탈모에는 분명히 그 어떤 이유가 있다.

현대 여성의 머리카락은
자꾸자꾸 나빠지고 있다

□ 털의 구조(構造)는 '김말이'라고 생각하면 좋다

'여성의 머리카락은 큰 코끼리조차 붙들어 맬 수 있다'는 비유가 있다.

이것은 여성의 매력은 그토록 강렬하다는 다소 쑥스러운 비유이지만 과학적으로 보아도 인간의 머리카락은 모든 섬유 중에서 가장 탄력성이 있고 강도가 풍부하다.

1개의 털을 원형으로 잘라서 현미경으로 확대해 보면 3개의 층을 볼 수 있다. 마치 김말이와 같다.

가장 바깥쪽의 김에 해당하는 것이 모소피(毛小皮)로 각화(角化)한 딱딱하고 투명한 비늘상의 세포가 털의 뿌리부터 끝쪽을 향해 일렬로 쭉 겹쳐 있다(38페이지 사진 참조). 이것을 큐티클이라고 한다.

모소피 표면(毛小皮表面)의 모양은 인종(人種)이나 개인(個

人)에 따라 다르다.

소피(小皮)가 두꺼우면 단단한 털이, 얇으면 부드러운 쪽이 된다.

한 사람 한 사람 다르기 때문에 단 1개의 털이 있으면 지문(指紋)과 마찬가지로 누구의 털인지를 감정할 수도 있다.

김말이의 밥 부분에 해당하는 것이 모피질(毛皮質).

각화(角化)한 방추형(紡錘形)의 세포가 밀착해서 털의 장축(長軸) 방향으로 평행(平行)해서 늘어서 있다.

털이 세로로 찢어지기 쉬운 것은 털 세포가 세로로 늘어서 있기 때문으로, 유분(油分)이나 수분(水分)이 부족해서 생기는 지모(枝毛)도 이 법칙으로 세로로 찢어진다.

김말이의 심(芯), 즉 박고지에 해당하는 것이 모수질(毛髓質)이다.

1줄이나 2줄의 입방체, 세포가 벌집 모양으로 늘어서 있다. 이 구조 때문에 공기를 듬뿍 포함할 수 있어 단열효과(斷熱効果)가 탁월해서 열(熱)에 약한 뇌(腦)를 직사일광(直射日光)으로부터 보호하고 있다.

□ 현대 여성의 머리가락이 가늘어서 불안한 이유

현대 여성의 머리카락은 얇고 가늘고 약해져 버렸다.

나이보다 빠른 백발(白髮), 탈모(脫毛), 지모(枝毛), 절모(切毛)의 트러블도 많아졌다.

인간의 모발은 모든 천연 섬유 중에서 가장 탄력성(彈力性)

이 있고 강도(強度)가 풍부하다는 것은 거짓말일지도 모르지만 털에는 강한 면과 약한 면의 양면이 있다. 현대인의 생활이 그 약한 면을 강조해 버리고 있는 것이다.

털은 케라틴이라는 단백질로 되어 있고 이것이 탄력성을 만들고 있으며 물, 알콜, 엷은 산(酸)에 대해 강한 저항성(抵抗性)을 갖고 있다.

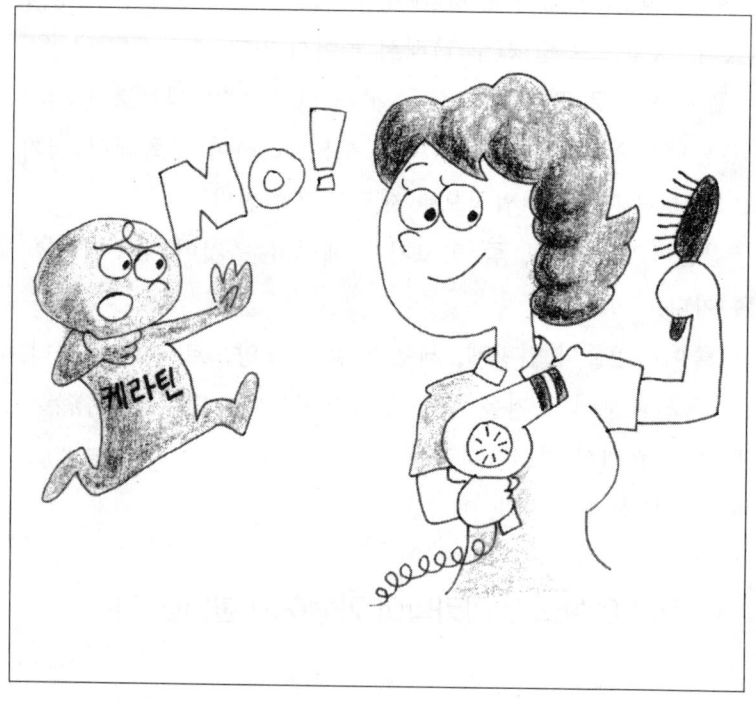

그런데 고온(高溫)이나 건조(乾燥), 알칼리성의 것, 화학 약제(化學藥劑)에 대해서는 매우 약하다.

우리들은 곧잘 미용실이나 가정에서 브로어 세트를 한다.

즉, 온풍을 보내면서 브러싱하는 것으로 한쪽으로 눕는 머리를 바로잡거나, 생각한 모양으로 만드는 것이지만, 그것은 열 작용에 의해 연결되어 있는 케라틴 분자의 사슬을 끊는 것이다.

또한 콜드 퍼머는 케라틴 분자의 사슬을 약제의 화학 작용으로 끊고 산화제를 작용시켜서 모양을 만드는 것이다.

더욱이 헤어 블리치제는 모발의 멜라닌 색소에 화학 변화를 주는 것이다. 염색과 콜드 퍼머를 동시에 해서는 안 된다고 하는 것도 모두 머리카락에 화학 작용을 가하기 때문이다.

특히 모발의 염색은 염제(染劑)의 주성분인 과산화수소(過酸化水素)가 모발의 주성분인 단백질 케라틴을 파괴할 뿐만 아니라 염제가 두피(頭皮)의 안쪽, 진피(眞皮)나 모유두(毛乳頭)까지 스며들어서 타격을 준다.

퍼머넌트는 두피(頭皮)를 다칠 뿐만 아니라 머리카락의 제조공장인 모유두를 송두리째 파괴한다는 최악의 사태조차 생각할 수 있다.

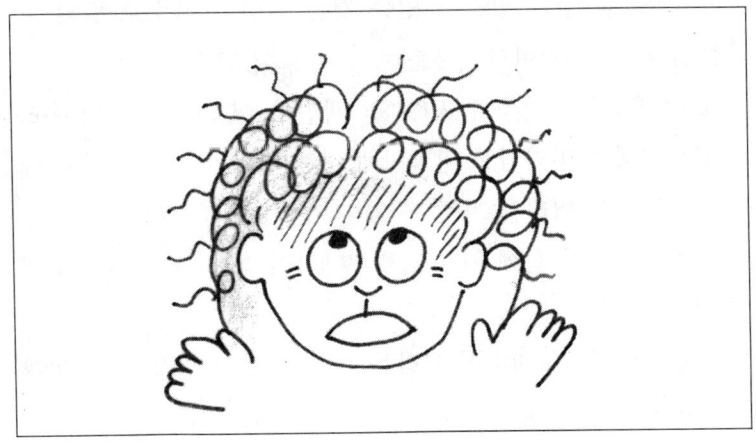

백발(白髮)은
나이보다 늙어 보여서 손해

□ 백발의 직접 원인은 멜라닌 색소의 결핍

우리 나라 여성의 특징인 '삼단같은 머리'는 외국인에게 있어서 매우 동경의 대상이 되어 최대의 매력 포인트가 되고 있다고 한다.

머리카락을 검게 만들고 있는 것은 멜라닌 색소로 털의 모피질(毛皮質 ; 김말이의 밥부분)에 포함되어 있다.

그 양(量)에는 인종차(人種差), 개인차(個人差)가 있어 우리 나라 사람의 머리카락은 외국인에 비해 멜라닌 색소가 많기 때문에 삼단같은 머리를 가질 수 있다.

그런데 연령과 함께 차츰 흑발(黑髮)의 색이 바래거나 흰 털이 섞이거나 한다.

'팔랑팔랑 눈이 내렸어요'라는 다른 사람의 말을 듣고 깜짝 놀라거나 '나도 슬슬 늙는다'고 낙담하는 법이다.

백발은 여성에게 많고 개인차도 있지만 대부분의 사람은 40대에 들어갈 무렵부터 나타나기 시작한다.

백발인 사람이 바로 옆에서 걷고 있어도 별로 눈치채지 못하는 이유는 최근에는 백발이 조금이라도 나타나기 시작하면 대부분의 사람이 헤어다이를 하고 있기 때문이다.

도대체 왜 나이를 먹으면 백발이 될까?

직접적인 원인은 모발 속의 멜라닌 색소가 얼마간의 이유로 만들어지지 않게 되어 결핍되기 때문이다.

☐ 57세까지는 백발이 되지 않을 것이다

우선 당신의 백발이 과연 나야 할 때에 나고 있는지 어떤지 생각해 주기 바란다.

멜라닌 색소의 결핍(缺乏) 원인의 하나는 노화(老化)로 인해 멜라닌 색소(色素)를 합성하는 작용이 저하하는 데에 있다.

따라서 어느 정도는 생리적인 것으로 피할 수 없는 면도 있지만 문제는 그 시기이다.

30~40대는 아무리 봐도 너무 빠르다.

중국 문헌에 따르면 건상한 여성은 57세경까지는 백발이 나오지 않는다고 쓰여 있다.

반대로 말하면 그 이전에 나온 백발은 생리적인 노화 현상에 의한 것이 아니라고 하는 얘기가 된다. 연령과는 관계 없는 뭔가의 사인(징후)이라고 하는 말이 된다.

백발이 빨리 나온 사람은 나이보다 늙어 보이는데 이것은 단지 그렇게 '보일' 뿐일까?

 인간의 모발은 천연 섬유 중에서도 강한 것이라고 했다. 이와 같이 강한 것이 하얗게 변화하는 데에는 상당한 원인이 있다고 생각해도 좋다.

 만일 노화(老化)라고 한다면 노화의 원인은 내장(內臟)에 있다. 내장의 작용이 둔해져 있기 때문에 모발쪽이 실제에서의 나이보다 한 발 앞서 노화해 버리고 있는 것이다.

 30대인데 백발이 눈에 띄어 40대 후반으로 보인다는 사람은 내장쪽도 40대 후반처럼 노화가 진행돼 있다고 봐도 좋다.

 흔히 '어머니가 일찍부터 온통 백발이었으니까 나도 빠를 것이다. 하는 수 없다'고 말하는 사람이 있다.

 어느 정도는 유전도 있지만 그것은 극히 일부이다. 대대로 백발 가계(家系) 집안에서 일찍부터 식사 등 머리카락의 양생(養生)을 유의해서 60세 가까운 현재도 염색도 한 번 하지 않고 검디검은 머리카락을 유지하고 있다는 부인의 이야기를 들은 적이 있다.

 이처럼 소질적(素質的)인 것이 있어도 그것을 역전시켜서 마이너스를 플러스로 만들어 갈 수도 있다.

□ '넘어지기 전의 지팡이'는 백발에도 적용된다

 멜라닌 색소는 단지 머리카락을 착색해 주고 있을 뿐만은 아니다. 두발(頭髮)이나 두피(頭皮)를 과잉 자외선으로부터 지켜 주고 있다. 이것은 멜라닌 색소에 자외선을 흡수하는 힘이 있기 때문이다.

　백발이 되어 버린 사람은 멜라닌 색소(色素)의 방어(防御)가 없어지기 때문에 자외선에 그대로 노출되어 버린다. 이 때문에 머리카락 세포가 자꾸자꾸 약해진다.

　희어진 데다가 탄력성이 없는 머리카락이 되어 버리기 때문에 설상 가상, 희어지기 전에 손을 쓰는 것이 필요하다고 생각된다.

　백발의 예방에는 중국에서는 검은 음식이 좋다고 일컬어졌다. 검은 음식이라고 하면 녹미채라든가 다시다 등의 해조류를 곧 떠올린다.

　물론 이런 것도 중요하지만 희게 정제(精製)되어 있지 않는 것이 좋다.

　쌀이라면 배아미(胚芽米), 차라면 흑차(黑茶), 빵이라면 검은 빵 같은 것이다.

　백발 예방의 식사에 대해서는 나중에 자세히 언급하겠지만 어쨌든 현대인이 먹지 않게 되고 있는 것이어서 백발이 늘어나는 것도 무리는 아니라는 느낌이 든다.

　백발이 걱정되기 시작한 당신은 오늘 당장부터라도 식사 내용을 뒤돌이 보고, 가능한 것부터라도 머리카락에 좋은 것으로 바꿔 나가 주기 바란다.

백발은 전신 건강(全身健康)의 주의 신호(注意信號)

□ 국민학생의 희끗희끗 센 머리

 매스컴에서 조사한 결과에 따르면 고교생의 12%, 재수생의 17%에 백발을 볼 수 있다는 것이다.
 아직 중학생인데 '희끗희끗 센 머리' 이상의 아이를 가끔 본다. 극단적인 경우는 국민학생 중에서 '반백(半白)'이라는 아이도 없는 것은 아니다.
 이런 아이들의 백발의 원인은 무리한 수험공부에서 오는 스트레스라고 한다.
 매스컴에서도 그런 결론이었던 것 같다.
 어른이 백발이 된 경우도 스트레스가 큰 원인의 하나라고 생각되고 있지만 스트레스라는 말은 매우 애매해서 그 범위를 규정짓기가 어렵다.
 우리들의 조사에 따르면 적어도 어린이의 백발에 대해서는 식생활이 원인의 큰 부분을 차지하고 있음을 알 수 있다.

그 중에서도 특히 나쁜 것은 찬 음식의 과다 섭취, 인스턴트 식품류, 또 의외라고 생각될지도 모르지만 우유의 과음도 들 수 있다.

음식의 잘못에 대해서는 나중에 자세히 설명하겠지만 식품이 풍부해졌기 때문에 좋아하는 음식, 어린이가 원하는 음식만을 주고 있다는 것이 가장 큰 원인이라고 할 수 있는 것 같다.

이런 편식 생활은 성장기의 몸에 좋지 않은 것은 물론 성격의 치우침으로도 통한다는 사람도 있다.

머리카락이 보내주고 있는 신호를 순순히 받아서 미래의 어린이를 심신 모두 건강하게 키워주기 바란다.

한방에서는 어린이의 백발을 병으로 보고 있다.

그리고 병의 진행을 '위(衛)', '기(氣)', '영(營)', '혈(血)'의 4단계로 생각하고 있다. '위(衛)'는 아직 방위할 수 있는 범위, '기(氣)'까지 가면 비로소 '병'에 들어가고 '영(營)'에서는 영양이 파괴되며 '혈'에서는 혈액까지 파괴된 상태라고 보는 것이다.

그러면 헬멧과 모자를 항상 뒤집어 쓰고 있거나 해서 탈모가 일어났다는 것은 '위(衛)'이지만, 백발이 되면 중병으로 '영(營)' 혹은 '혈(血)' 상태에 들어가 있다.

왜 대머리가 되는가

□ 대머리는 과연 유전인가

'대머리인 사람과 무릎까지 오는 점퍼를 입는 사람은 정말 싫다'고 여성들이 인정사정없이 말하기 때문에 탈모가 시작되면 남성 여러분은 전전긍긍. 양모제(養毛劑)를 몰래 뿌리거나 가발 CM에 무심코 눈길이 간다.

대머리(탈모증)에는 원형탈모증, 청년성 탈모증, 광범성 탈모증 등 여러 가지가 있다.

원형 탈모증은 후두부가 둥글게 벗겨지는 것으로 한 군데라고는 할 수 없으며 하나가 치료되어도 다시 다른 곳이 벗겨지는 경우도 있다.

스트레스에 의한 것이 많다고 생각되어 방치해 두어도 치료되는 경우가 있지만 반복해서 일어나고 있는 사이에 본격적인 대머리가 되어 자연 치유의 가능성은 적어진다.

한편 청년성 탈모증은 별명을 '젊은 대머리'라고 하는 것으로 머리 꼭대기부터 O자형으로 벗겨지는 사람, 이마 양쪽이 M자형으로 넓어지는 사람, 전체적으로 후퇴하는 U자형의 사람 등 여러 가지이다.

청년성 탈모증의 원인으로서는 호르몬설이 옛날부터 일컬어지고 있다.

남성 호르몬과 여성 호르몬의 언밸런스, 즉 전두부(前頭部)에서 두정(頭頂)의 머리카락의 성장을 억제하고 있는 남성 호르몬이 늘어났기 때문에 일어난다는 것이다.

또 하나는 두피긴장설(頭皮緊張說)로 머리를 자주 쓰는 사람은 두개골의 성장에 두피의 성장이 따라 갈 수 없기 때문에 두피가 잡아당겨져서 얇아지고 모세혈관(毛細血管)이 압박당해 모유두(毛乳頭)가 영양부족이 되어 벗겨진다는 것이다.

뿌리가 강한 것은 유전설로 선천적으로 모유두가 빨리 쇠약해지는 것 같은 유전적 소질이 있다는 것이다.

강연회 자리 등에서 탈모로 고민하고 있다는 분들에게,
"여러분은 자신이 왜 대머리라고 생각하고 있느냐?"
라고 물어 보면 스트레스, 호르몬의 이상, 두뇌의 지나친 사용, 유전 등을 드는 사람이 압노석이다.

일반적으로 일컬어지고 있는 사실과 일치하고 있지만 아무래도 본인들의 안이한 믿음이 대부분인 것 같은 기분이 들어 견딜 수 없다.

피부과 의사들 사이에서는 유전설이 가장 유력한 것 같지만 납득하기 어렵다.

예를 들어 젊은 대머리인 사람은 모유두(毛乳頭)가 죽어 있다고 하지만 사실 그렇지 않은 경우가 압도적이다. 호르몬설도 확실히 입증되고 있는 것은 아니다.

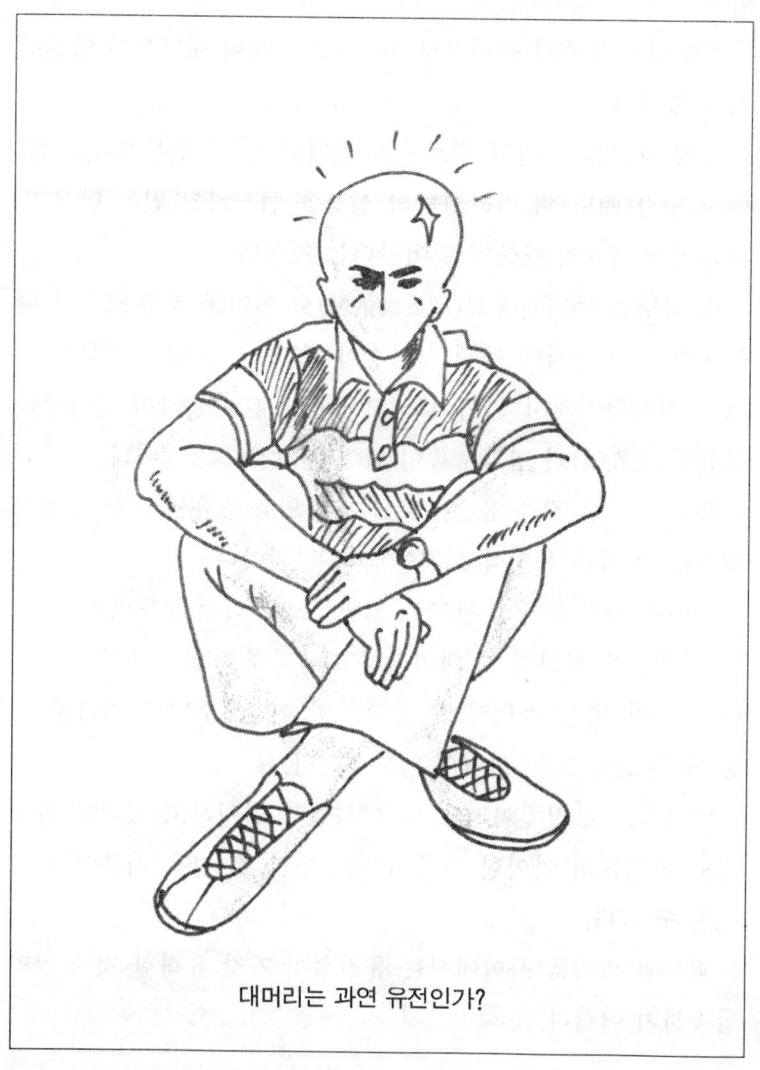

대머리는 과연 유전인가?

백발이 생기면
3개월 전의 일기를 다시 읽어라

인간은 나이를 먹으면 언젠가 백발이 되거나 탈모(脫毛)한다. 하지만 너무나도 빠른 시기에 일어나는 백발이나 대머리는 역시 병적인 것으로 거기에는 반드시 어떤 원인이 숨어 있다.

□ 3개월 전 당신은 무엇을 했는가

모발은 하루에 0.3~0.4mm씩 자란다.
만일 어느 날 갑자기 4cm 정도 자란 백발을 발견했다면 3~4개월 징도 전으로 서슬러 올라가서 그때까지의 식생활, 건강 상태, 생활 환경 등을 뒤돌아 보기 바란다.
쿨러를 너무 쐬지 않았는가?
폭음, 폭식을 하거나 위장을 버리지 않았는가?
철야나 수면 부족이 계속된 적은 없었는가?
조깅을 시작했다 등, 지금까지와 다른 것을 하지 않았는가?

누군가와 충돌하는 등, 인간 관계의 트러블 등으로 정신적 고생을 한 적은 없었는가?

술이나 담배를 너무 하지 않았는가?

반드시 짐작이 가는 데가 있을 것이다.

만일 최근 철야를 4~5일 계속했다고 하자. 3~4개월 지났을 무렵에 반드시 백발이 나온다. 이것은 매우 확실하다.

□ 백발은 절대로 뽑아서는 안 된다

백발을 발견하면 당신은 뽑아 버리는 경우가 많지 않은가?

백발은 절대로 뽑아서는 안 된다.

머리카락은 '유한한 자원'으로 백발이 나기 시작한 사람에게 있어서는 더욱 더 그렇다.

또한 자연히 탈락하는 털은 모주기(毛周期)에서 그 시기에 와 있기 때문에 떨어져도 모유두에 충격을 주는 일이 없지만 무리하게 잡아 뽑은 경우에는 모유두는 파멸적인 충격에 빠진다.

지금 보이고 있는 머리카락 밑에는 다음 털이 자라나려고 준비하고 있는데 그것에까지 영향을 주어 버린다.

옛날 사람은 '백발을 뽑으면 늘어나니까 뽑아서는 안 된다'고 말했지만 이것은 과학적 근거가 없는 말이다. 그러나 백발을 뽑지 말라는 선인의 훈계는 옳다고 생각한다.

만일 아무래도 신경이 쓰이면 뿌리 쪽에서 잘라 둔다.

머리카락을 나쁘게 만드는 여성의 생활

□ 이런 생활은 머리카락을 망친다

'머리카락은 여성의 생명'이라고 해서 머리카락의 중요성을 인식하고 있지 못하는 여성은 없을 테지만 그 생활을 보면 잘못 투성이라고 할까, 엉망진창이라고 해도 좋을 정도이다.

우선 체중을 줄이기 위한 무리한 다이어트나 아침 거르기, '사라다 신앙'을 비롯한 잘못된 식생활을 들 수 있다.

혈액을 희석시키는 카레라이스나 커피, 향신료, 스파이스류, 케익이나 초콜렛 등의 단 음식은 얄궂게도 여성이 제일 좋아하는 것들이다.

식생활과 관련해서 여성에게 많은 변비나 빈혈도 머리카락의 건강에는 큰 적이다.

냉증도 여성에게 많은 편이지만 냉증이 있으면 체온이 낮은 상태가 계속되어 말초혈액으로부터 머리카락이 만들어지지 않게 된다. 수면 부족이나 과로는 물론 좋지 않다.

 수면 부족이나 과로가 계속되면 화장이 전혀 먹지 않을만큼 피부가 버석버석해지지만, 머리카락도 수면 부족이나 과로로 인해 탄력성을 잃고 탈모, 지모, 절모, 백발이 생기기 쉬운 상태가 된다.

□ 머리카락을 위해서 하고 있는 것이 마이너스로

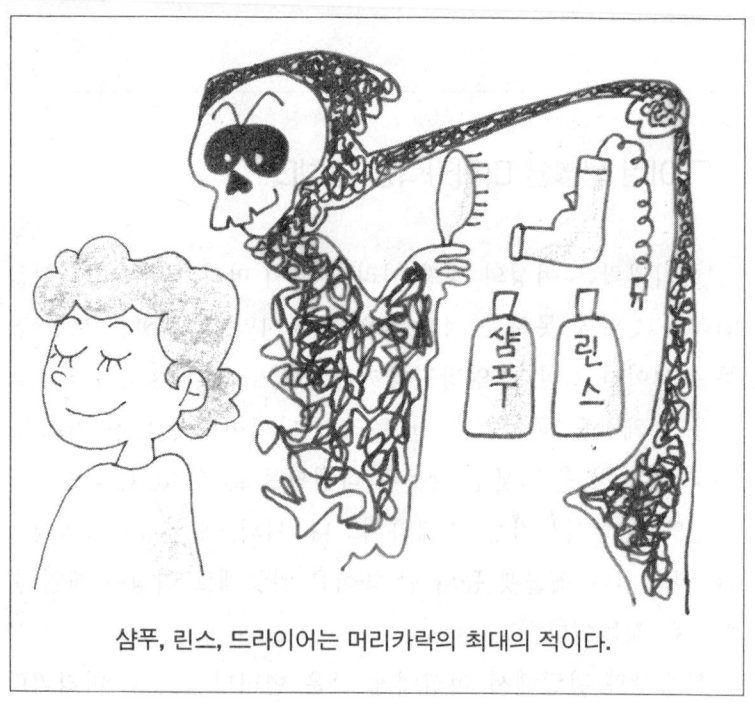

샴푸, 린스, 드라이어는 머리카락의 최대의 적이다.

 그렇지만 여성의 머리카락을 나쁘게 만들고 있는 직접적인 원인은 얄궂게도 아름다운 머리카락을 유지하려고 하는 손질

제2장 / 모발의 메카니즘을 아는 것 · 121

이나 퍼머넌트 등의 미용에 있다.

여성이라면 매일 하는 브러싱은 상식, 매일 100번을 기준으로 하고 있는 사람도 많을 테지만 나일론제 브러시 등을 사용하고 있다고 한다면 정말로 자살 행위이다.

열심히 모근(毛根)을 학대하고 있는 것과 같은 결과가 되고 있다는 것이다.

샴푸나 린스도 좋은 제품을 선택하지 않으면 피지(皮脂)를 너무 제거해서 버석버석한 머리카락이 되어 버리고, 드라이어, 헤어블리치, 헤어다이는 앞에서 설명했듯이 머리카락을 다치는 최대의 것이다.

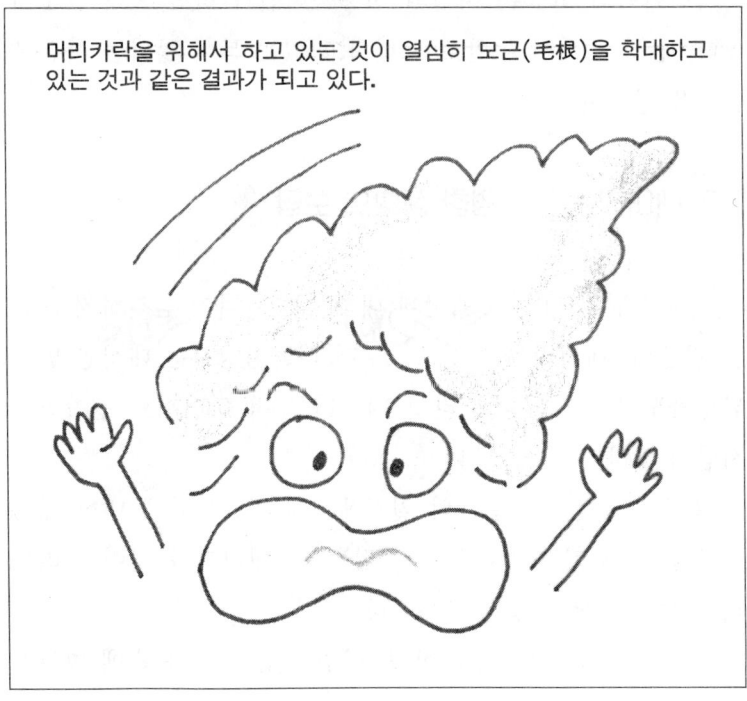

머리카락을 위해서 하고 있는 것이 열심히 모근(毛根)을 학대하고 있는 것과 같은 결과가 되고 있다.

머리카락을
나쁘게 만드는 남성의 생활

머리카락의 고민은 여성의 전용특허인가 하면 절대 그렇지 않다. 남성 중에서 두발로 고민하고 있는 분이 많다는 사실은 놀라울 정도이다.

□ 대머리는 무신경한 생활의 보답

여성과 달리 남성은 백발에 대해서는 그다지 심각하지 않은 것 같은데, 대머리는 여성으로부터 따돌림당하는 대상인 만큼 남성들도 '이봐 되돌려'라고 너그러운 척 하면서도 집착하는 사람이 많다.

그런데 그런 남성분들의 일상에서의 머리카락에 대한 대응 태도를 보면 죄송하지만 '아, 점점 더 대머리가 되어 버리는 데'라는 대수롭지 않은 반응이다.

예컨대 그 난폭한 세발 방법, 마침 있는 샴푸를 손에 따라서 원액 그대로 후딱후딱 기세좋게 머리 꼭대기에 뿌려서 뜨거운 물을 첨벙첨벙 뿌리고 손톱을 세워서 북북 머리를 긁는 것이다.

이런 세발 방법으로는 모근(毛根)은 견딜 수 없다.

혹은 게으름을 부려 세발을 생략하고 냄새를 지우기 위해서 오데코롱(향수)을 뿌리거나 나일론제 브러시나 빗으로 두피를 다치게 하고 있는 사람도 있다.

더욱이 석유계 계면활성제를 주성분으로 한 액체 정발료를 뿌린다…… 이 액체 정발료는 흑발을 만들고 있는 멜라닌 색소(色素)를 파괴하고 탈모를 불러 일으키는 원인이 된다.

□ 모발에 가장 나쁜 것은 철야(徹夜)와 담배

샐러리맨의 즐거움 중의 하나에 마작이 있다. 마작 자체는 두뇌 트레이닝이 되어 직접 머리카락에 나쁘지는 않지만 철야(徹夜) 마작이 되면 얘기는 다르다.

철야를 한 다음날에는 탈모가 훨씬 많아지는 것을 경험한 분이 있다고 생각한다.

철야를 하던 우리들의 체온은 내려간다. 체온이 내려가면 말초 혈행(末梢血行)이 나빠진다.

모발은 앞에서도 얘기했듯이 두부의 말초모액(末梢毛液)에 효소(酵素)가 작용해서 적혈구와 멜라닌 색소, 단백질 등에 의해 완성된다.

철야나 밤에 늦게 자서 체온이 내려가면 자연히 머리카락의 성장도 나빠져 버린다.

마작에는 담배가 으례 따르기 마련, 담배도 한 대 피울 때마다 체온이 1도 내려간다고 할 정도로 혈행(血行)을 현저하게 나쁘게 만든다. 가령 자신은 피우지 않더라도 담배 연기가 가득찬 곳에 있으면 영향을 받는다.

더욱이 담배 연기로 탁해진 공기를 계속 들이마심으로써 폐 기능이 저하하고 머리카락으로부터 윤기를 뺏는다.

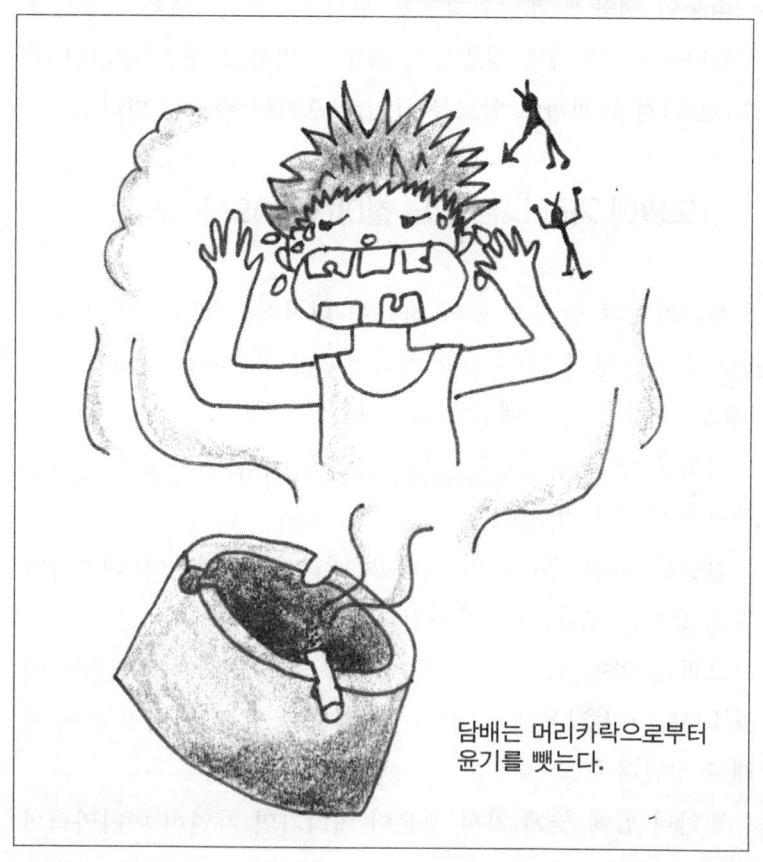

담배는 머리카락으로부터 윤기를 뺏는다.

이런 식사는 머리카락을 망친다

P박사는 개인 상담을 받으러 오는 사람에게 반드시 과거 1주일 사이에 먹은 음식, 마신 것 등, 입에 넣은 모든 것을 기입한 용지를 자료의 하나로서 가져 오도록 한다.

백발이나 탈모의 원인은 선천적인 것이나 내장(內臟)의 대사 이상(代謝異常) 등 복잡한 것도 있지만 확실히 '이것은 식인성(食因性)'이라고 아는 것이 전체의 4분의 3 정도 있다.

특히 나쁜 것은 유지(油脂)의 과잉 섭취이다. 모근(毛根)의 그림에서 알 수 있듯이 모혈(毛穴) 속에 있는 피지선(皮脂線)에서는 낳임없이 자연히 피지(皮脂)가 분비되어 피부에 적당한 윤기를 주고 모발에도 윤기를 주고 있다.

젊은 남성으로 탈모가 많은 사람의 경우, 이 피지선에서 지방이 너무 분비되어 지방 때문에 모근이 미끈미끈해져 있다.

이 때 얼굴에서 뾰루지를 치료하는 소염제(消炎劑)가 들어 있는 양모제(養毛劑)를 뿌려서 아주 잠시 막아도 또 곧 유지

(油脂)가 넘쳐 나와 버린다. '원인을 제거하기' 위해서는 우선 유지류(油脂類)의 섭취를 억제하고 1일 10g 전후로 그칠 필요가 있다.

□ 동양의학에 있어서 머리카락과 식사의 관계

머리카락과 식사의 관계에 대해서는 동양의학의 사고방식이 매우 알기 쉬우므로 소개해 보기로 한다.

동양의학에 있어서는 인간에게는 달다(甘), 시다(酸), 쓰다(苦), 짜다(鹹), 맵다(辛) 등 5미(五味)의 밸런스가 중요시되어 각각이 5장(五臟)을 돌보고, 과다 섭취하면 그 장기(臟器)를 파괴해 버린다고 설명한다.

동양의학에서 말하는 5미(五味)와 5장(五臟)의 관련은 다음과 같다.

```
단 맛(甘味)……………비토(脾土)
신 맛(酸味)……………간목(肝木)
쓴 맛(苦味)……………심화(心火)
짠 맛(鹹味)……………신수(腎水)
매운 맛(辛味)…………폐금(肺金)
```

이상과 같이 새치나 젊은 대머리인 사람의 식사를 여기에 비추어 보면 단 맛과 짠 맛에 극단적으로 치우쳐 있고 다른 세 가지 맛을 거의 먹고 있지 않은 사람이 대부분이다.

젊은 여성으로 백발이나 탈모인 사람은 단맛이 극단적으로 많고, 백발이나 탈모가 눈에 띄기 시작하는 30대, 40대의 남성은 짠 맛과 매운 맛에 치우쳐 있다.

이 5미(五味)는 간 맞추기만을 말하는 것이 아니라, 돼지고기는 짠 맛, 호박은 단 맛, 차조기 잎은 짠 맛이라고 하듯이 그 음식이 본래 갖고 있는 맛도 포함해서 생각한다.

□ 머리카락을 위한 최악의 식생활(食生活)

여기에 든 남성의 식사는 전형적이지만 이 사람 뿐 아니라 일반적으로 학생이나 독신 샐러리맨의 식사는 머리카락을 위해서는 최악(最惡)이라고 해도 좋다.

평소 먹는 것 모두를 떠오르는 대로 들어 보게 해도 20종류 정도가 고작이다.

그런 것들은 반복해서 섭취하고 있다는 철저한 원패턴상을 엿볼 수 있다.

그 편식(偏食)도 물론이거니와 그 20종류의 내용을 보면 이것이 모두 유지(油脂)를 듬뿍 포함하고 있는 것 뿐이다.

햄버거, 피자 토스트, 돈까스, 스파게티, 돈까스 카레……

얼굴은 물론 두피(頭皮) 속에도 여드름같은 부스럼을 만드는 재료뿐이라고 할 수 있다. 그렇지 않아도 기름진 두피(頭皮)에 유지(油脂)가 얼마나 나쁜지는 앞에서 설명한 대로이다.

이런 요리에 곁들이는 것이 생야채, 콜라, 아이스 커피, 아이스 크림 등이다.

T셔츠에 청바지, 젊은이의 복장이 미국화된 것과 함께 식생활까지 완전히 미국 스타일이 되어가고 있다.

머리카락이 얇은 사람을 엷은 미국 커피에 견주어 '아메리칸'이라고 한다고 하지만 두발까지 '아메리칸'이라면 웃음거리도 못된다. 먹는 것을 좀더 중시했으면 한다.

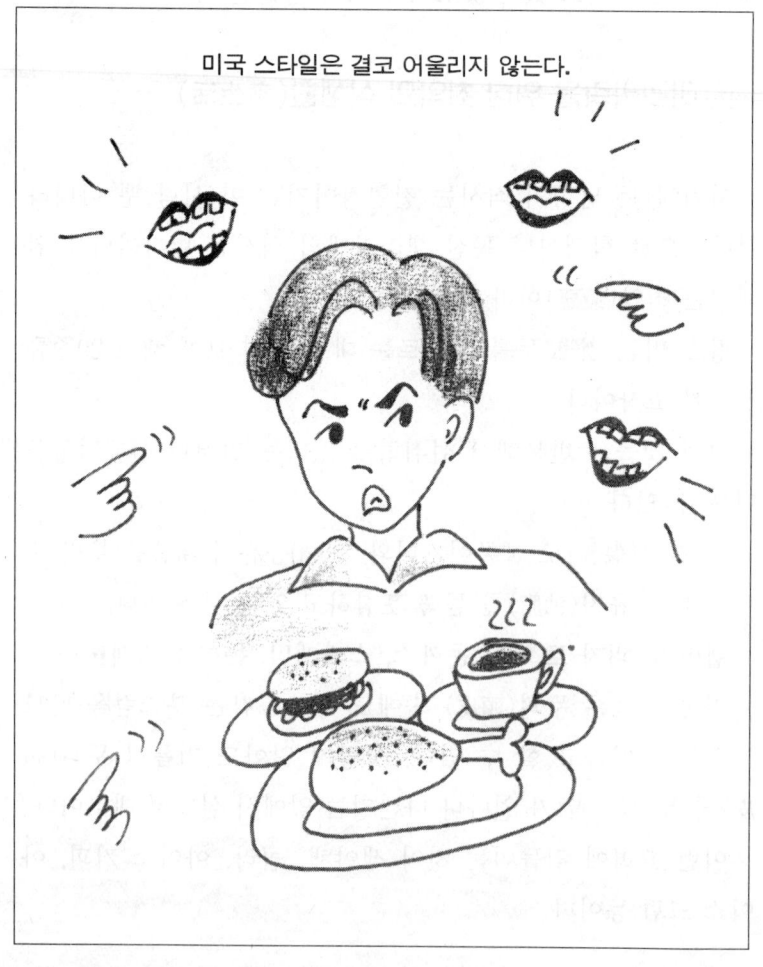

미국 스타일은 결코 어울리지 않는다.

제2장 / 모발의 메카니즘을 아는 것 · 129

모발에
나쁜 식사의 예(일주일 간)

		식 단	양	
월요일	아침	없음		미트 로프
	점심	돈까스 덮밥 된장국	덮밥 1공기 1공기	
	저녁	미트로프 된장국 라이스	1접시 1공기 1접시	
기호품·간식 —— 아이스티(1잔)(가당)				

		식 단	양
화요일	아침	없음	스파게티
	점심	돈가스 덮밥 된장국	덮밥 1공기 1공기
	저녁	스파게티 된장국	덮밥 1공기 1공기

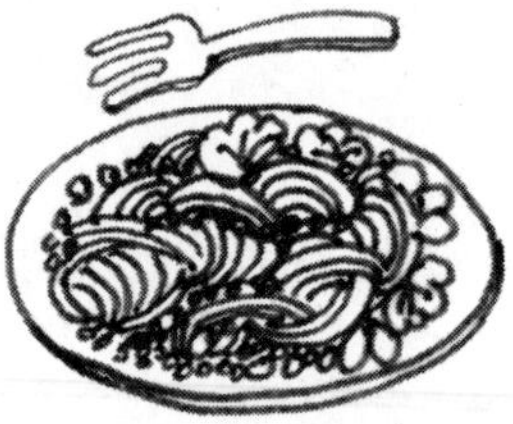

기호품·간식 —— 커피

		식 단	양
수요일	아침	없음	튀김덮밥
	점심	없음	
	저녁	튀김덮밥 된장국	덮밥 1공기 1공기

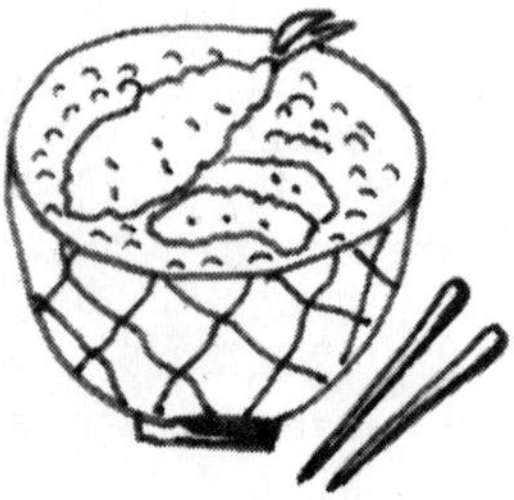

기호품·간식 —— 아이스크림

제2장 / 모발의 메카니즘을 아는 것 · 131

		식 단	양	
목요일	아침	없음		베이컨 햄버거
	점심	베이컨 햄버거 된장국 라이스	1접시 1공기 1접시	
	저녁	없음		
기호품·간식 ── 커피				

		식 단	양	
금요일	아침	없음		피자 토스트
	점심	베이컨 햄버거 라이스	1접시 1접시	
	저녁	피자 토스트	2장	
기호품·간식 ── 청량 음료수(컵 1잔)				

		식 단	양
토요일	아침	없음	
	점심	포크소테 라이스	1접시 1접시
	저녁	솥밥 햄버거 믹스·야채 수프(소테)	2공기 1접시

커피

기호품·간식 —— 청량 음료수·커피

		식 단	양
일요일	아침	솥밥	2공기
	점심	프라이 프랑크푸르트 사라다 라이스/된장국	1개 약간 1접시 1공기
	저녁	불고기 된장국 라이스	1접시 1공기 덮밥 1공기

불고기

기호품·간식 —— 청량 음료수·커피

제 3 장

머리카락은 침묵하고 있다

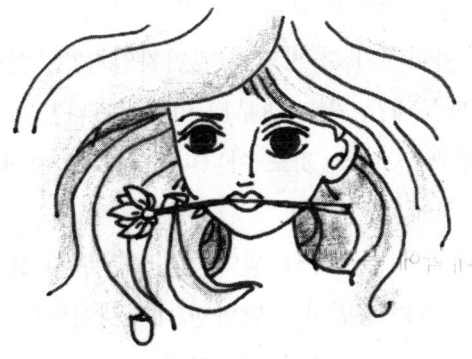

인생의 3가지 전기(轉機)와 모발 분석(毛髮分析)

□ 제1의 전기(轉機) — 알프스에서 만난 대설붕

검은 머리(黑髮)인 P박사는 왜 백발이나 대머리 연구에 열중하고 있는가? 사람들은 모두 고개를 갸웃거린다.

'혹시 그의 아버지가 그 방면의 권위자인가?', '연인 중에 대머리가 있기 때문에?', '부모대부터 미용사였나?'

P박사의 경우 그 어느 것도 아니다. 다만 그 자신의 체험에서 이렇게 된 것에 불과하다.

P박사는 대학에 들어가서 생약학을 배우면서 클럽 활동으로서 등산을 즐기는 평범하고 발랄한 대학생이었다.

그런 그가 배우는 것, 생각하는 것의 즐거움과 기쁨을 안 것은 대학 4학년 때 M교수와 만난 후였다.

인생은 정말 만남의 연속. M선생은 P씨의 인생에서 첫, 그리고 큰 만남이었다고 할 수 있다.

M교수의 지도로 '한방약 요법에 있어서 부인병과 구토'라는 졸업 논문을 정리해서 졸업하고 HT종합연구소에 취직했다.

꿈에 부풀어 일하기 시작했지만 현실은 매일 쥐에 의한 기존 연구로 세월이 가는 싱거운 것이었다.

이런 사소한 일의 중요성을 백 번 알고 있지만 P씨의 젊은 피는 초조해졌다.

일을 잊어 버리기 위해서, 또 초조함을 없애기 위해서 학생 시절에 열중한 등산에 다시 정열을 불태워 나갔다.

그러던 중 어느 해인가 동경하던 몽블랑에 올라 하산 때 대설붕(大雪崩)에 조우해서 해발 3800m 지점부터 눈 깜짝할 사이에 3000m 지점까지 낙하해 버렸다. 떨어지면서 무의식적으로 몸을 돌려 피한 것이 다행이어서 어떻게든 생명만은 구했지만 그 지방 사람들이 '기적!'이라고 외쳤을 만큼 다시 살아난 것은 기적적이었다.

살아서 돌아왔지만 그 만큼의 대사고이니까 전신 타박과 함께 두부(頭部)는 열상(裂傷)하고, 얼굴은 부어오르고, 척추(脊椎)와 골반(骨盤)은 큰 손상을 입는 등 참담한 꼴이었다.

어린 시절부터 자랑이었던 흑발은 버석버석해져서 빠져갔다.

'이것으로 나의 청춘은 끝났다……'

마음 속으로 P씨는 그렇게 생각했다.

나머지는 참혹한 얼굴과 몸을 질질 끌고 사는 긴긴 여생이 기다리고 있을 뿐이었다. 끊임없이 덮쳐오는 애처로운 회한에

괴로와하며 자포자기의 날과, 이대로도 괜찮다는 희망의 날을 반복하고 있던 P씨는 '이대로 늙다니 싫어, 어떻게든 고치고 싶다'는 마음의 소리에 힘입어 일어났다.

그것이 젊은이의 용기였는지도 모르지만 P씨에게 있어서는 모발 방면의 연구에 들어가는 운명적인 계기였던 것이다.

□ 제2의 전기(轉機) ─ 한방(漢方)에의 눈뜸

P씨는 선천적으로 몸이 약해서 약상자가 장난감 대신이었다.

한방약도 자주 먹어서, 먹으면 몸이 편해지는 신비함에 어린 마음에도 끌리고 있었다.

대학에서 생약학(生藥學)을 배운 것도 그런 추억이 잠재적으로 작용한 것일지도 모른다.

대학 시절의 클럽 활동으로 등산을 하고 있었을 때 록 클라이밍 연습 중에 낙하 사고를 일으켜서 오른발에 강타를 입고 내출혈을 일으킨 적이 있었다.

현대의학 병원에서 치료되지 않아 마지막으로 의지한 M교수의 처방에 의한 한방약으로 완전히 치료되었을 때, P씨의 한방에 대한 마음은 단순한 관심에서 깊은 신뢰로 바뀌어갔다.

이상과 같은 이유에서 이번 알프스에서의 상해도 치료한다면 한방(漢方) 이외에는 없다고 마음 속으로 결정하고 시작했다.

한방약을 복용해서 몸 안쪽부터 치료하는 한편, 얼굴의 상

제3장 / 머리카락은 침묵하고 있다 · 137

처는 한방 연고 요법으로, 허리의 통증은 침구와 카이로 프래틱으로……라는 식으로 여러 가지 치료를 받았다.

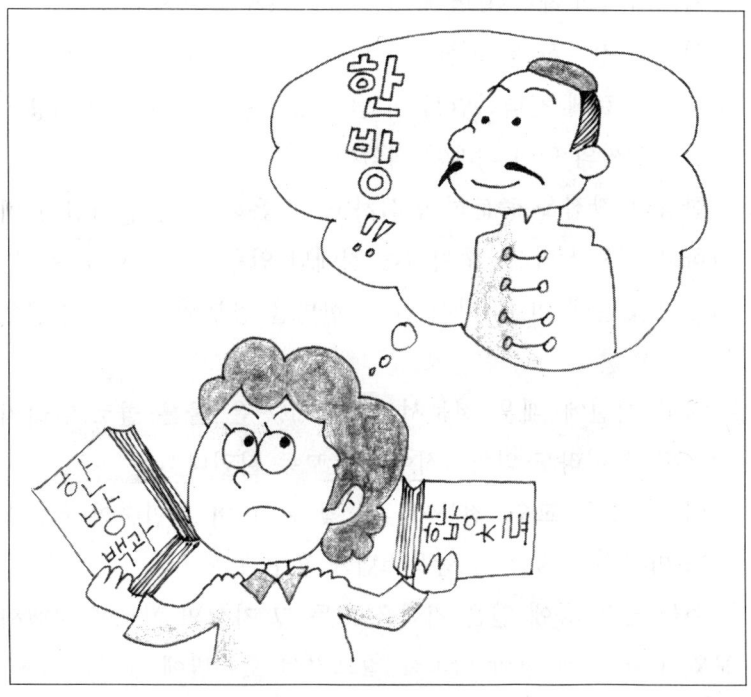

그 중에서도 신기한 치료는 몸이 어느 정도 좋아지고 나서 연구소의 일로 방문하게 된 중국의 K의학원(醫學院)에서 추나 요법(椎拿療法 ; 중국 안마요법의 일종. 손바닥이나 손의 옆, 손가락 끝, 팔꿈치 등을 사용해서 누르거나 문지르거나 하는 것. 중국 한방에서는 약물, 식사 요법과 병용해서 사용되는 중요한 의료방법으로 여겨지고 있다)이었다.

이 치료를 받은 후 P씨의 상처는 아프지 않게 되었다.

지압과는 전혀 다른 방법에 깜짝 놀라고 또한 그의 의학적인 관심 분야에 크게 참고가 되었다. 추나요법의 테크닉은 그 후의 P박사의 헤어 요법에 매우 플러스가 되고 있다.

인간을 경시한 동물 실험에 만족하지 못하고 직장을 퇴직하고 한방치료에 전념하면서 이 남아도는 시간을 어떻게 사용하느냐가 P씨의 당면 과제가 되었다.

한방의 장점을 충분히 인식하고 그 은혜를 입어 나날이 쾌차하고 있는 P박사, 주어지는 것에만 안주하고 있어도 될까? 자문 자답끝에 이 때 다시 한 번 한방을 공부해 보기로 결심했다.

대학 시절에 배운 전문서적이나 고전은 물론 별로 알려지지 않는 것이라도 의학서적이라면 모두 읽었다.

이 외 많은 교수, 전문가들을 찾아다니며 도인술의 호흡법이나 마사지 기술 등을 탐욕스럽게 흡수했다.

이들 공부 중에 얻은 지식은 모두 그 자신의 치료에 시험해 보았다.

식사법, 호흡법, 머리카락의 취급법 등을 바로잡고, P박사의 독자적인 연구 등도 가해서 그 결과에 주목했다. 자신이 실험대가 되는 것만큼 결과를 잘 알 수 있는 것은 없다.

'지금까지 주어져 온 한방의 은혜를 같은 고민을 가진 사람들에게 드리자.'

이것이 P박사의 눈뜸으로 제2의 전기(轉機)가 된 것이다.

□ 제3의 전기(轉機) ─ 모발 분석과의 만남

한방에 의한 치료법을 주로 하는 자연미 교실(自然美校室)을 열어 많은 사람의 모발 고민 상담을 받고, 체험에서 자신을 갖고 권할 수 있는 각종 요법을 실시하면서 항상 P박사는 '뭔가 좀'하는 불만감이 있었다.

그것이 무엇인지 잘 모른다. 막연히 예감하고 있던 것은 과학적인 뒷받침이라고나 할까?

경험과 실적을 중시하는 한방에 결정적인 과학적 증거를 들이대보고 싶었던 것인지도 모른다.

그것이 모발 분석이었다. 모발 분석은 P박사의 지금까지의 한방 요법에 확신을 갖게 해 줌과 동시에 과학에 대한 신뢰와 존경, 사회 및 세계로의 눈도 뜨게 해 주었다.

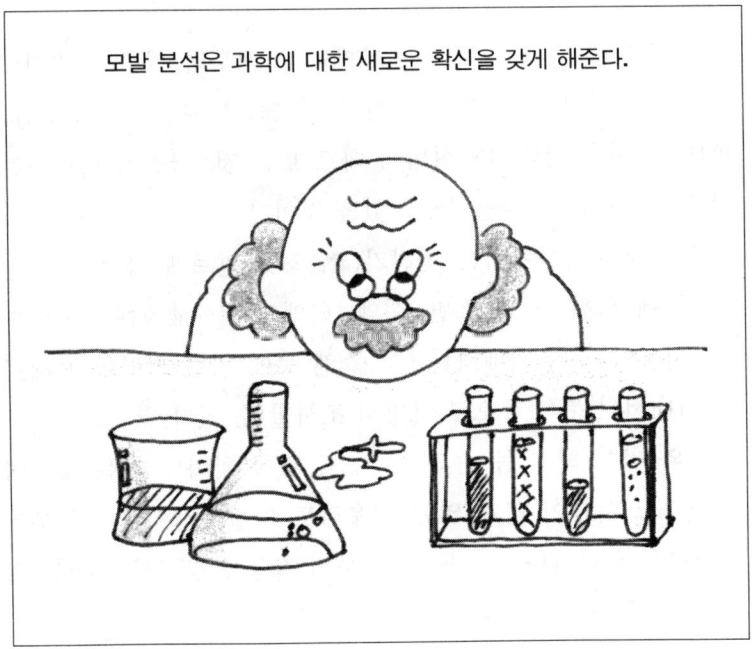

모발 분석은 과학에 대한 새로운 확신을 갖게 해준다.

모발 분석이란 어떤 것인가

□ 검사(檢査)에서 이상치(異常値)가 나온 후는 늦다

 인간의 몸 안쪽을 살피는 데에는 고대부터 각종의 방법이 취해지고 있다. 한방으로 말하면 맥(脈)을 보는 것, 안색(顔色)이나 혀의 상태, 배 힘의 상태로 보는 것, 급소에 나타나는 반응으로 보는 것 등을 들 수 있을 것이다.
 또한 현대의학에서는 청진기(聽診器), 뢴트겐, 심전도(心電圖) 등에 의해, 또는 소변, 혈액, 타액검사(唾液檢査) 등에 의해, 더욱이는 위 카메라나 CT 스캔 등에 의한 촬영이나 세포를 꺼내서의 분석 등으로 극명히 조사할 수 있다.
 이와 같이 해서 몸 속의 이상, 즉 병을 찾아내 가는 것인데 병이라고 이름이 붙지 않는 경우라도 이상은 몸 각부의 부조(不調)로서 나타나거나 몸 각 부분의 작용을 방해하고 있는 형태로 나타난다.

그런데 인체에는 항상성(恒常性)이라는 것이 있어서 가능한 한 정상치(正常値)를 유지해 두려는 힘이 작용하고 있다. 따라서 간기능 검사나 신기능 검사에서 확실히 이상치를 보이게 되었을 때는 상당히 악화한 사태라고 하게 된다.

예컨대 위 상태가 나쁘다고 확실히 자각하고 있는 사람이라도 위 카메라로 검사한 결과는 아무 데도 나쁘지 않았다고 해서 기뻐하는 사람이 많지만, 위 카메라로 확실히 알 수 있을 만큼 세포에 이변이 일어난 후는 이미 늦다.

위의 기능이 약해져 있다는 단계에서 막으면 몸의 회복은 물론 모발도 빠지거나 백발이 되기 전에 손을 쓸 수 있다.

□ 큰 일에 이르기 전의 발견이 필요

동양의학에서는 옛날부터 큰 일에 이르기 전에 몸의 이변(異變)을 발견하는 지혜를 갖고 있었다.

예를 들어 위에 대해서라면 입 속의 상태를 봄으로써 위의 기능이 어느 정도 약해져 있는지 알 수 있다.

마찬가지로 모발의 경우라도 새치나 탈모를 내장 이변의 위험 신호로서 생각하고 세포가 변형이나 이상을 일으키기 전에 선처한다는 예방 의학으로서의 파악 방법이 있다고 생각한다.

그러나 앞에서와 같은 검사에서는 받는 쪽도 하는 쪽도 몹시 번거롭고, 상당한 고통을 견디거나 시간적인 여유가 없는 한 가끔 할 수 있는 것은 아니다.

비교적 간단하고 그 시점에서의 영양소와의 관계 수치나 장기, 조직의 증상을 알 수 있는 혈액, 소변, 타액, 조직 등의 검사도 그 때까지의 오랜 기간 건강에 영향을 주어 온 영양소의 상태까지 찾을 수는 없다.

혈액, 소변, 타액 등과 병행해서 모발 속에 축적되어 있는 물질의 분석으로부터 몸의 이상을 파악해 나가려는 연구는 상당히 이전부터 계속되고 있었다.

그런데 최근의 연구로 인해 특정 미네랄 원소의 양이 모발 속에 적다는 것은 그 미네랄이 몸의 조직 속에 부족하다는 사실이 밝혀졌다.

그러나 특수 예에서는 모발 속의 칼슘치가 높았을 경우에는 뼈 속의 칼슘이 부족해 있어 모발 속으로 다량으로 이행하고 있다고 하는 경우도 있다.

'모발 속에서 많이 검출되면 체내 조직에는 적다.'

즉, 칼슘의 모발 속 수치와 체내의 수치는 역비례하고 있음을 알았다.

이 사실이 심장 질환의 원인임을 알고 모발 분석에 의해 체내의 미네랄 상태를 찾으려는 연구는 한층 더 활발해졌다.

□ **모발은 침묵하고 있다, 그러나 모발 분석은 잘 말해 준다**

대부분의 병은 세포 레벨의 생화학적 불균형에서 생긴다고 일컬어지고 있다. 그리고 이들 생화학적인 반응에는 미량 원소(微量元素), 미네랄류(무기질)가 큰 관계를 갖고 있다고 한다.

이들 하나 하나의 증감(增減)이 무슨 병의 원인이 된다는 것은 아니지만, 균형이 잡힘으로써 각각에 서로 영향을 미쳐 생명 유지에 도움이 되고 있다.

모발 분석은 과거 수개월 분의 생활 환경(음식이나 심리 등도 포함한다)의 반영의 축적으로서 손에 잡을 듯이 그 사람의 과거를 말해 준다.

앞에서 서술한 항상성(恒常性)에 의해 인간의 몸은 부족한 성분을 어떻게든 정상으로 유지하려고 하지만 모발까지는 가기 어려운 것일까?

부족은 부족, 무리는 무리라고 확실히 나와 버리는 것이 모발 분석이다. 속임수가 통하지 않는 분석 방법이라고 할 수 있다.

□ 모발 분석은 체내에 들어가지 않아 상처를 주지 않는다

병원에서의 각종 검사가 꺼려지는 이유로서 통증이나 정신적 고통을 수반하는 것도 그 하나이다.

더구나 얼마간의 형태로 자신의 몸 내부로 이물질(異物質)이 들어가는 것은 누구나 유쾌한 일이 아니다.

모발 분석의 경우 검사 재료가 되는 것은 아주 약간의 모발뿐이다.

그것을 미국의 미네라 라보 연구소에 보낸다. 결과는 각종의 미네랄 원소부터 유독 금속(有毒金屬)의 수치까지 확실히 나타나고 더욱이 이 수치를 자세히 분석한 해설도 붙여진다.

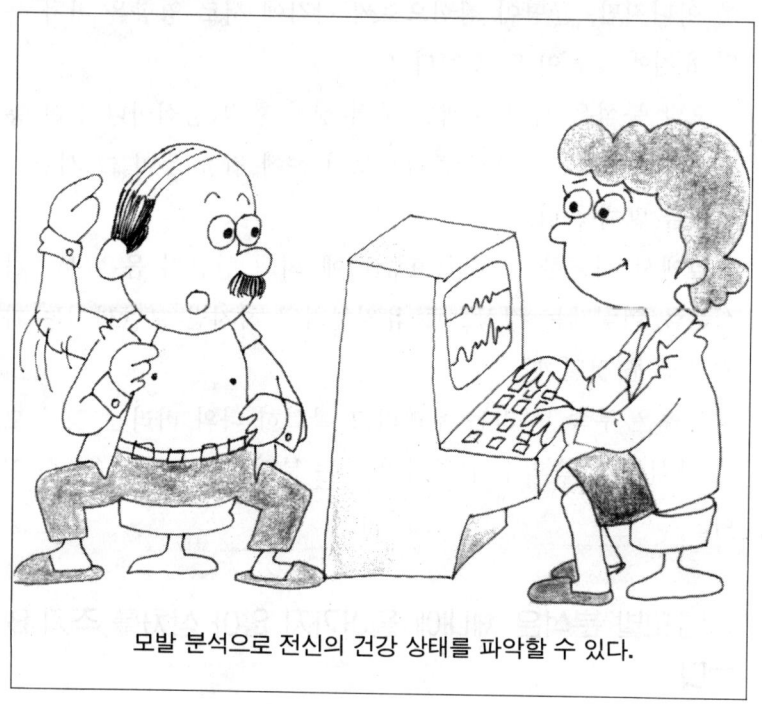

모발 분석으로 전신의 건강 상태를 파악할 수 있다.

그렇다면 모발 분석의 이점이나 특징을 살펴 보자.

① 모발은 생물학적(生物學的)으로 안정돼 있어 취급이 쉽고 편리하다.

② 모발은 외상(外傷)을 주지 않고 신체 내부에 들어가지 않고도 얻을 수 있다.

③ 모발은 혈액, 소변, 타액과 같이 변질할 우려가 없다.

④ 현재까지의 비교적 장기간의 전신적인 미네랄치의 투영(投影)으로 볼 수 있다.

⑤ 다른 피검체(被檢體 ; 혈액, 소변, 타액 등)에 비해 쉽고 정확히 측정할 수 있다.

⑥ 전신의 기능과 병행해서 일정 기간에 걸치는 물질 교대의 관계를 나타내고 있다.

⑦ 전신의 건강 상태의 좋고 나쁨을 나타내는 하나의 캡슐이라고 생각되어 특별한 조직이나 기관이 아니다.

※ 헤어 스프레이, 샴푸, 염모제(染毛劑), 그 밖의 오염물 잔류량도 적확히 지적, 측정한다.

□ 모발 분석은 만능약(萬能藥)이 아니다

이렇게 모발 분석은 건강 상태를 보는데 있어서, 또 대책을 강구하는데 있어서 도움이 되는 것이지만 이것만 있으면 만전(萬全)이라는 것은 아니다.

이 점에 한 모발 연구회에서는 다음과 같이 경고하고 있다.

① 모발 분석은 만능약(萬能藥)이 아니다.

② 모발색, 정발술(整髮術)에 의한 변동.

③ 세발(洗髮) 처리의 효과(약품으로 모발을 세정하고 나서 분석하는데 그 세정에 의해 필요한 미네랄이 흘러버리거나 또는 약품에 의한 변질의 가능성이 있다).

④ 모발 내 각 원소(元素)의 존재 상태의 차이.

⑤ 환경 오염에 의한 영향.

⑥ 모발 내 원소와 타조직 내 원소의 양적 관계(量的關係).

⑦ 채발 부위(採髮部位)에 따른 변동(⑧~⑪ 생략).

⑫ 건강 예측에 응용할 수 있는가?

이상 12항목을 모발 분석(毛髮分析)의 유의 사항(留意事項)으로서 들고 있다.

□ 세계가 주목하고 있는 모발 분석(毛髮分析)

미국을 비롯해서 최근은 유럽, 캐나다 등 세계적으로 모발 연구가 진행되어 왔다.

그것은 현재의 의료가 세부로 세부로 깊어져 간 데에 반해 지금 그 반성기(反省期)에 와 있다는 것도 원인의 하나라고 생각된다.

한 마디로 장기별 의료(臟器別醫療)라고 일컬어질만큼 세분화한 현대 의학은 인간 전체를 파악한다는 중요한 점을 잊어 온 것 같다.

몸 세포에 나타난 이상에 사로잡히기보다 왜 그렇게 되었느냐는 그 사람의 건강상의 배경에 눈을 돌릴 것, 즉 그 사람의 심신의 배경을 총체적으로 파악해서 진단하고 치료하는 것이 가장 중요한 것이 아닐까……라고 깨닫기 시작한 것이다.

그리고 모발 분석은 이것을 하는데 있어서의 하나의 어프로치라고 할 수 있을 것이다.

또 하나는 우리들 주변에 서서히 다가와 있는 모든 공해로부터 몸을 지키기 위해서 유해 물질이 검출되기 쉬운 모발 분석을 이용하려고 하는 것이다.

공해에 의한 장해를 치료하는 것도 중요하지만 공해가 없는 세상으로 만드는 것이야말로 급선무이다.

그러기 위해서는 무엇이 어떻게 악영향을 주고 있는지를 모발 분석에 의해서 알고 그 근원을 제거하려는 것이다.

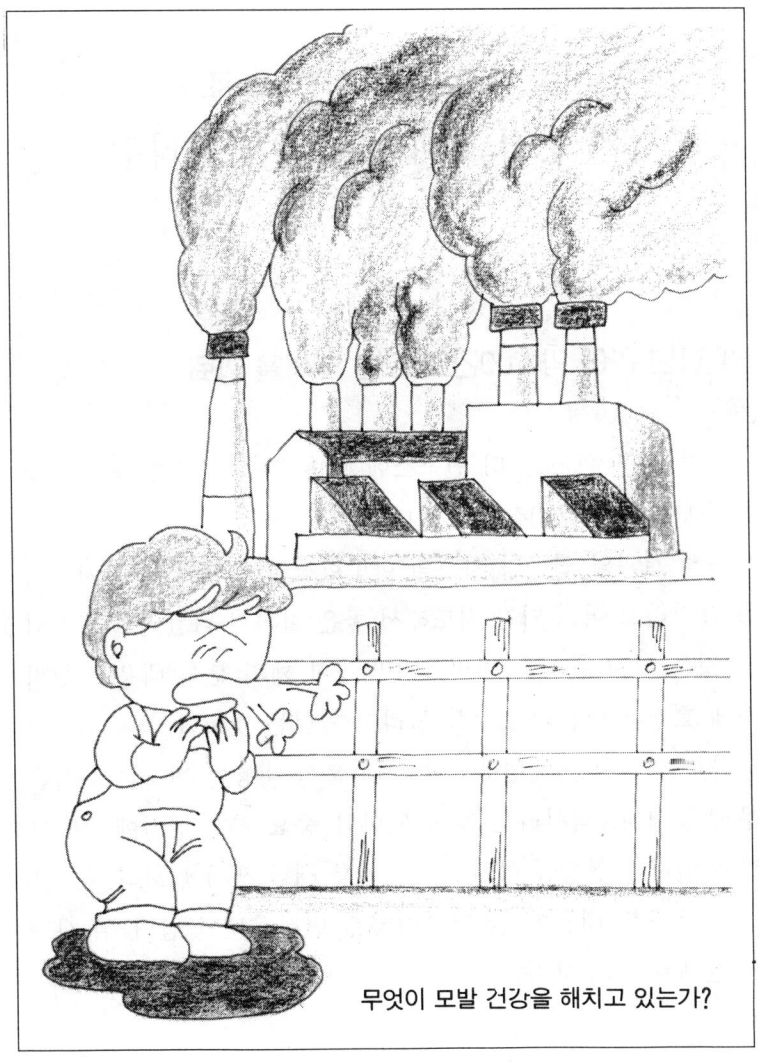

무엇이 모발 건강을 해치고 있는가?

식생활의 개선만으로 모발의 분석 결과는 이렇게 달라진다

□ 1년 간에 약 700건의 모발 분석을 의뢰

　모발 연구자들로부터 연구소에 모발 분석 의뢰가 들어온 것은 작년부터 약 700건이나 된다.
　분석 결과와 연구자 자신의 한방학적인 판단에 의해 치료법을 측정하고 어느 기간 지도해서 좋은 결과가 나왔다고 생각되는 것은 다시 분석을 의뢰하지만, 2회 째의 분석 내용은 현저하게 호전해 있는데 모무들 놀라고 있다는 것이다.
　특히 식생활을 개선했을 뿐인데 분석 내용이 변하는 사실은 무척 놀랍다. 식사라는 것이 얼마나 중요한지, 건강에, 또 모발에 얼마나 영향을 미치고 있는지를 새삼 생각케 한다.
　그럼 분석 내용이 실제로 어떻게 변화하는지 남녀 두 사람의 실례로 살펴 보자.

□ 탈모 증상이 심했던 고혈압의 58세 여성

이 사람은 고혈압 증상이 있어서 병원에서 혈압강하제(血壓降下劑)를 받아 복용하고 있었다.

탈모가 심하기 때문에 상담하러 왔지만 이마에서 머리 위쪽에 걸쳐서 털이 적어지고 있어 머리 피부가 비쳐 보일 정도였다.

모발(毛髮) 그 자체도 매우 가늘고 희어져서 매우 불안한 상태이다.

전문가의 진단으로는 심화 기능(心火機能)의 쇠퇴 때문이라고 생각되었다.

우선 혈압 강하제를 중단시키는 것이 선결이라고 생각하고 병원에 가서 상담하도록 했지만 허사였다.

하는 수 없이 병원약과 병행해 나가기로 하고, 첫째로 식생활의 개선을 지도했다.

구체적으로는 지금까지 많이 섭취하고 있던 우유, 단 것, 기름진 것을 그만둘 것을 권고했다. 아울러 우엉, 참마, 오이 등을 많이 섭취할 것을 권했다.

그 외에 명문비차C(名門秘茶C ; 특히 혈압을 내린다), 스피룰리나, 얼룩조릿대 엑기스, 피구기자(붉은 양질의 구기자 열매), 와인 오일, 셀렌 이스트, 블랙C(고단위 천연 비타민 C) 등을 권하고 세발 방법의 지도도 했다.

이 결과 반 년 후에는 눈에 보이게 모발이 짙게 자라서 가지런해졌기 때문에 다시 모발 분석을 해 본 결과 분석치(分析値)

가 변했다.

□ 젊은 대머리로 고민하고 있던 20세의 핸섬한 남성

이 사람이 방에 들어왔을 때 첫인상은 핸섬, 신경질, 안색이 나쁘다는 것이었다. 두발은 좌우 이마부터 벗겨져 있었지만 젊고 잘 생긴만큼 불쌍했다.

당사자도 그것이 괴로웠던 듯이 여기에 오기까지 상당히 고민했다는 것이었다.

이 사람의 식생활을 메모해 보니 전형적인 현대 젊은이의 식사 패턴이었다.

아침을 거르고 점심과 저녁은 돈가스 덮밥이나 튀김 덮밥이라는 기름진 것이었다. 간식은 치즈 케익, 쥬스, 홍차 등.

입술은 갈색빛이 돌고 모근(毛根)으로부터는 기름이 나와 있었다.

외아들인 탓도 있어 소중히 길러져서 식사도 제멋대로 하고 있었을 것이다.

벗겨지기 시작하자 큰 일이었다. 그것만 걱정이 되어 아무 것도 손에 잡히지 않고 초조, 끙끙거리며 지내고 있었으므로 심인성(心因性)도 더해져서 탈모에 박차를 가해 갔다고 한다.

이 사람은 한방에서 말하는 비토(脾土)에 병증(病症)을 나타내고 있다.

식사는 생야채, 생선회, 아이스크림, 찬 쥬스 등을 끊고 몸을 따뜻하게 하는 식품, 예컨대 간, 새우, 닭고기, 잉어, 밤 등을 많이 섭취하고 파, 생강, 마늘 등의 양념도 조금 섭취하도록 지도했다.

그 외 연용 드링크, 셀렌 이스트, 피구기자, 블랙 C, 바지락 엑기스도 권했다.

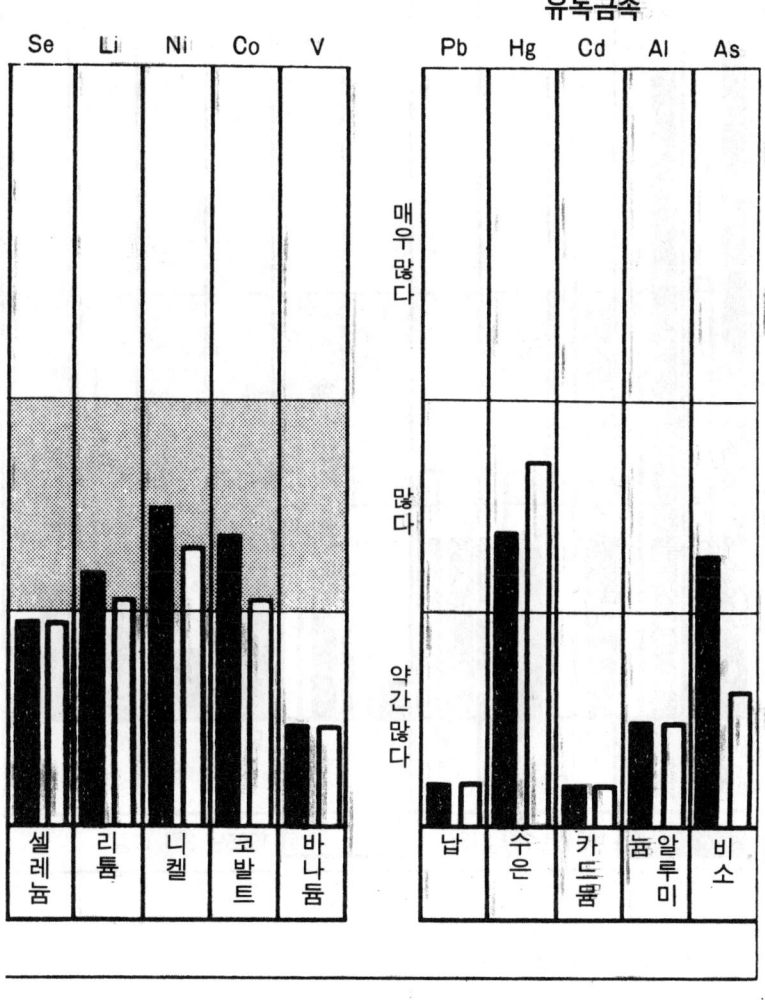

이 사람은 매우 열심히 태극봉 등도 실행했다. 그 노력이 결실을 맺어 약 8개월 후에는 원래의 모발에 가까이까지 자랐다.

빼 놓을 수 없는 필요한 미네랄

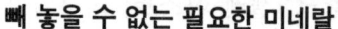

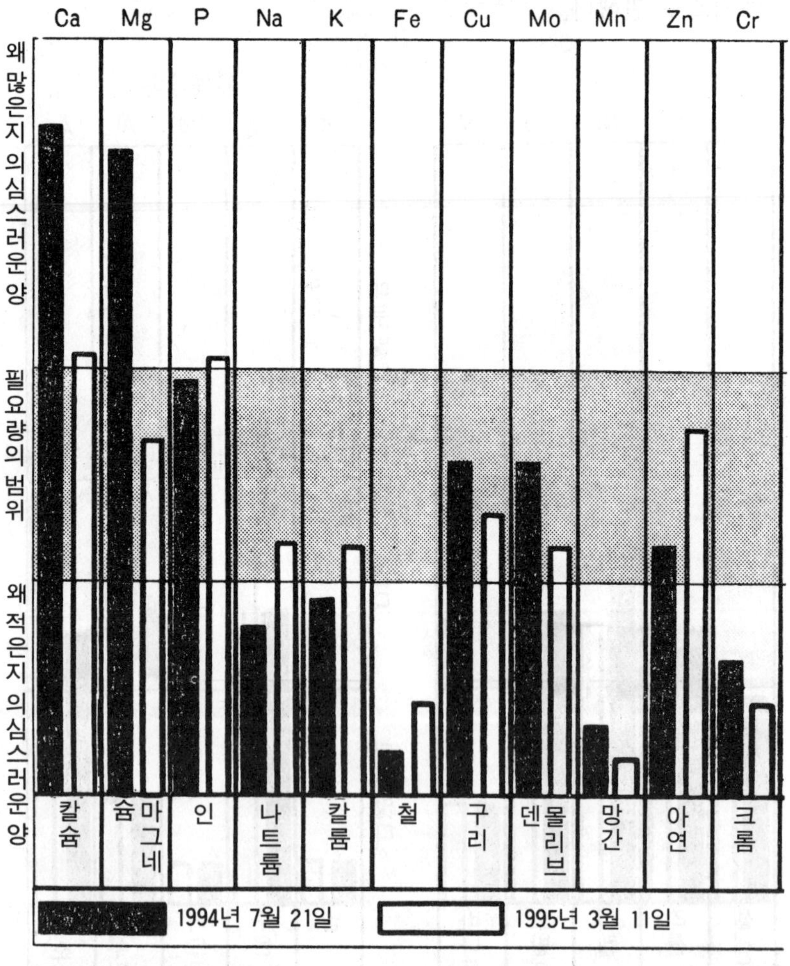

□ 58세 여성의 경우

제3장 / 머리카락은 침묵하고 있다 · 153

 위의 표를 보는 방법은 미네랄의 경우 어느 막대 그래프나 '필요량의 범위'라는 틀 내에 들어가 있으면 이상적이라고 하게 된다.
 또한 이 틀 가까운 곳에 있으면 걱정하지 않아도 된다고 생

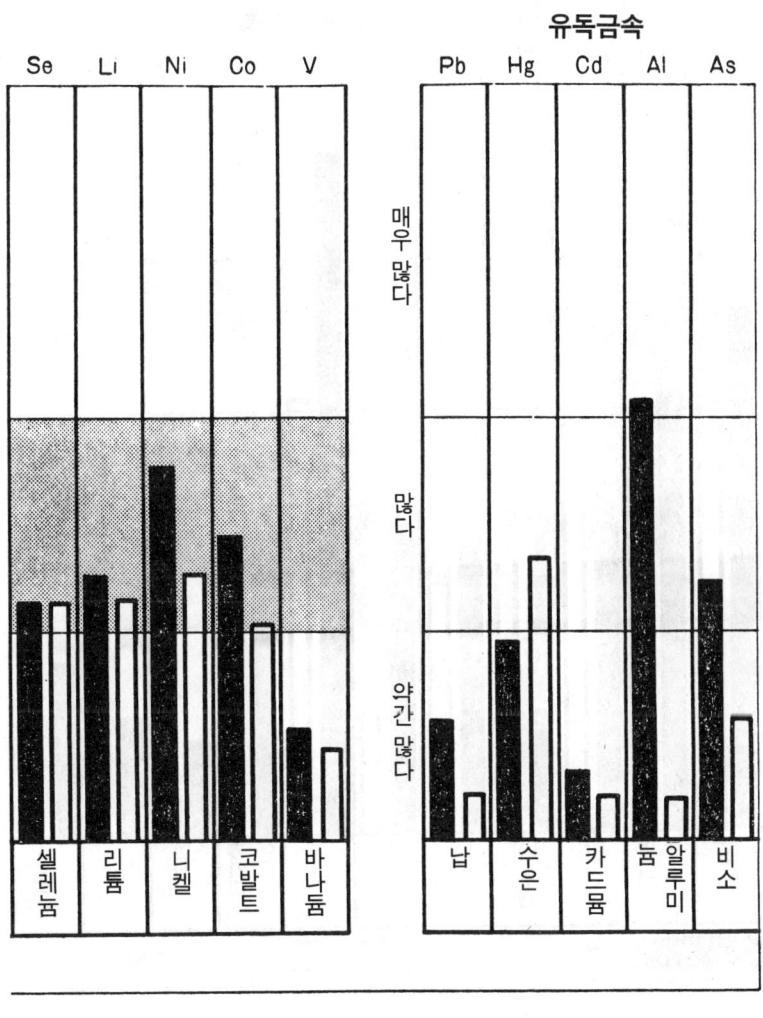

각해도 좋을 것이다.

그런데 이보다 이상하게 적었거나 많았을 경우는 원인은 몰라도 주의가 필요하다고 하게 된다.

이 사람의 경우 지도하기 전에는 칼슘, 마그네슘, 구리, 알

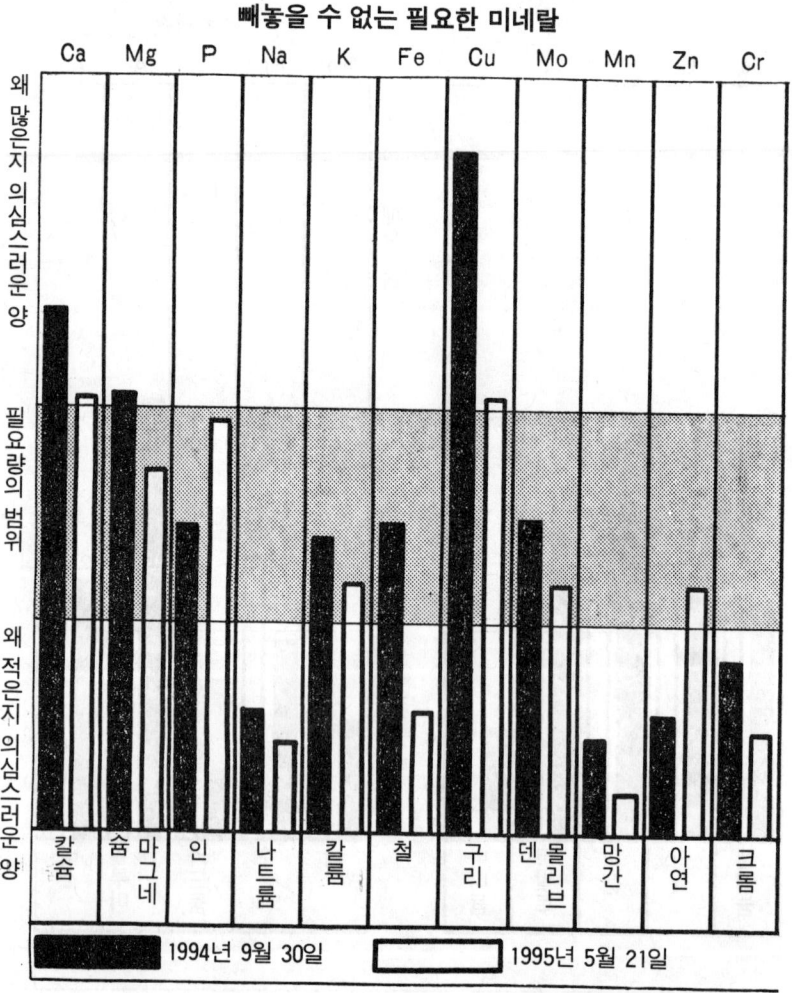

루미늄, 비소 등이 요주의라고 생각되지만 반 년 후의 분석에서는 필요량의 틀 안에 가까와지고 있어 지도가 옳았음을 증명하고 있다.

이 사람은 피부도 완전히 깨끗해졌다.

□ 20세 남성의 경우

지도하기 전의 그래프에서는 칼슘, 마그네슘, 구리가 이상하게 많은 것이 눈에 띄고, 나트륨, 망간, 아연, 크롬 등이 적은 것을 알 수 있다.

나트륨이 없는 것은 신수 기능(腎水機能)이 약하다고 생각할 수 있기 때문에 대사가 잘 되고 있지 않다고 생각된다.

8개월 후의 분석에서는 칼슘, 마그네슘은 정상치(필요량의 범위)에 가까와졌다.

수은은 지도하기 전이나 후나 많은 수치를 보이고 있다.

우리 나라 사람은 일반적으로 높은 수치를 보이며 농약이나 생선이 원인이라고 한다.

수은 과잉은 초조, 불안증, 기억 장해 등의 원인이 되는 경우가 있어 요주의이다.

수은의 중화를 위해서 셀렌 이스트를 복용할 필요가 있다.

이 남성과 같이 생활 환경에 따라 체내에 유독금속이 축적되어 탈모, 백발 등이라는 외형적인 것 뿐만 아니라 정신적인 면에 이르기까지 영향을 받고 있다는 것은 정말로 무서운 일이라고 생각한다.

염모제(染毛劑), 탈색제(脫色劑), 퍼머액 등은 약제를 바꾸거나 사용법을 개선하면 두발을 지킬 수 있지만 정치, 경제, 사회에 관계되는 것은 다 막을 수 없다.

□P박사의 모발 지도와 모발 분석

P박사가 모발 지도에 몰두하게 된 지는 9년이 된다.

그 동안 많은 사람을 모발의 고민으로부터 구해 기뻐하는 모습을 보고 그 자신도 한방을 주로 하는 모발 개선에 자신을 갖고 있었다. 그렇지만 그것은 숫자로 나타나는 것 같은 불문곡직한 설득력이라는 것이 부족했다.

그것이 모발 분석에 의해 지도하기 전과 후와의 절대적인 숫자가 나타나게 되었다. 이것은 P박사의 지도가 옳다는 사실의 확실한 증명이 아닐까?

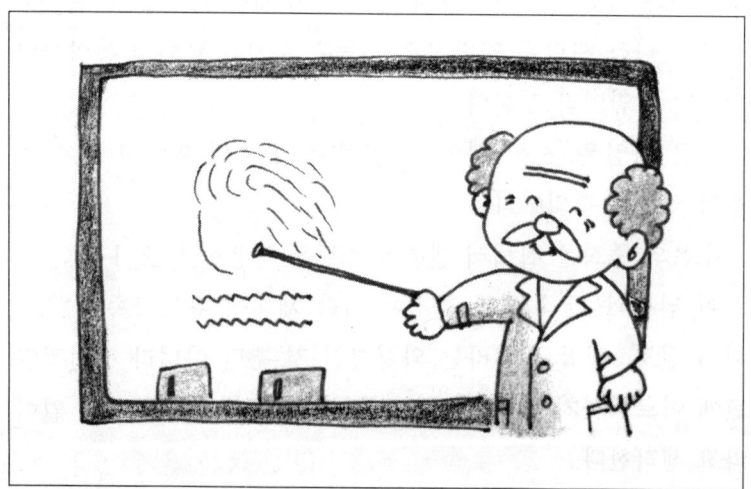

모발 분석으로
보는 이 이상한 일치(一致)

□ 흉악범죄자의 모발에는 납이 많았다

오랫동안 같은 생활 환경, 정신 상태, 식사 내용이었을 경우, 모발 분석에 나오는 수치는 대개 비슷한 것이 아닌가…… 라는 사실은 충분히 생각할 수 있는 일이다.

그와 동시에 반대로 생각하면 같은 일을 하는 사람들의 모발 분석 결과도 어느 정도 공통점이 있는 것이 아닐까? 라고도 생각할 수 있다.

미국의 통계에 따르면 흉악범죄자의 모발에는 납 함유량이 많았다고 하는 공통점이 인정된다고 한다. 이처럼 육체는 물론 정신상에도 악영향을 미쳐 흉악범죄로 몰아넣었다고 한다면 벌 받을 것은 그 사람이 아니라 모발에 납을 많이 흡수시켜 버린 식사나 생활 환경이라고 할 수 있다.

□ 성적이 좋은 학생에는 납과 카드뮴이 적다

미국 미시간 대학의 성적이 좋은 학생들의 모발을 분석한 결과에서는 납과 카드뮴이 적고 아연과 구리가 많다는 공통점이 있었다고 한다.

또한 일반인 중에서 지능이 낮은 사람들의 모발에는 요오드치가 낮고, 원기가 없는 아이나 자폐증의 어린이에게도 요오드, 아연, 구리가 적다는 것이다.

□ 정신병 환자가 의과대학 주임 교수에

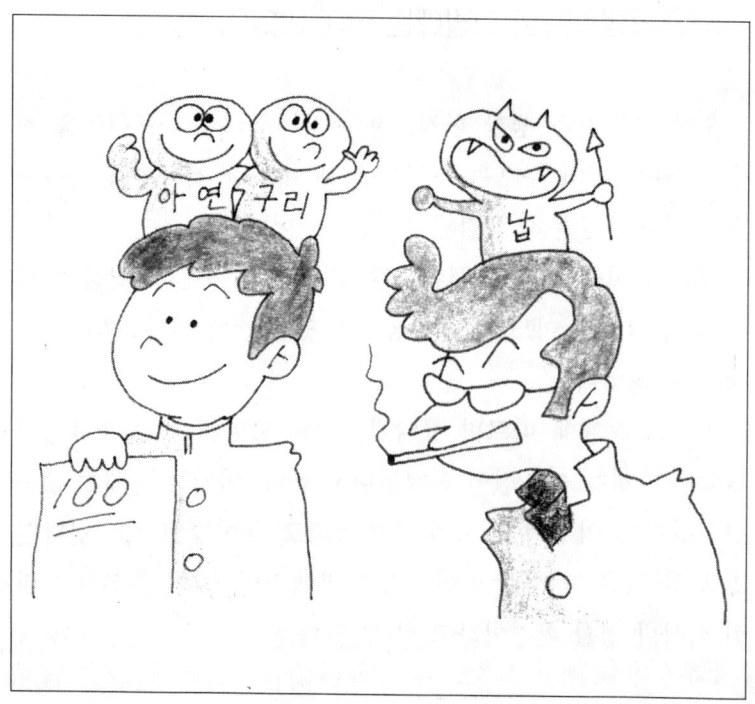

모발 연구소의 H씨는 이런 재미있는 예를 가르쳐 주었다.

어느 청년의 모친이 '아들은 6군데의 클리닉을 돌아다니며 모든 의사로부터 정신병 진단을 받았지만 어떻게든 고칠 길은 없느냐'고 청년의 모발을 연구소에 보내 왔다고 한다.

분석 결과 납이 표의 천정까지 와 있음이 판명되어 납을 제거하기 위해서 셀레늄을 주체로 한 식사 요법을 실시한 결과 반 년 후에 모발 속의 납이 감소하기 시작해서 현재는 하버드 의과대학 주임 교수라고 한다.

□ 에콰도르의 장수자 모발의 공통점

장수자가 가장 많은 것으로 유명한 에콰도르 산 속에 있는 빌카밤이라는 마을의 노인 50명의 모발을 분석한 결과도 흥미 있는 것이다.

이들 모발에 공통된 점은 필수 미네랄이 모두 정상치를 보이고 있고 유독금속이라는 납, 수은, 카드뮴, 비소라는 것은 지금까지 본 적이 없을만큼 적었다고 한다.

이 노인들은 80세, 90세, 100세가 되어도 아직 현역에서 농업에 종사하고 있다는 것이었다.

이 예에서는 좋은 환경, 좋은 식사 내용이라면 모두 장수할 수 있다는 사실을 보여주고 있다.

현대인의 모발에는 수은, 비소, 납, 알루미늄 등이 많이 나온다고 하지만 모두 공해가 주된 원인인 것 같다.

예컨대 대기 오염도가 높은 곳에 사는 사람에게서는 납이 많이 나오고, 직업으로 말하면 운전수, 교통 순경, 도로공단 사람 등의 모발에도 유해 물질이 많이 나온다.

모든 가정에서 환경이나 식사에 주의해야 하는 것은 물론이지만 국가 및 사회 전체가 공해 문제에 진지하게 몰두해야 한다고 생각한다.

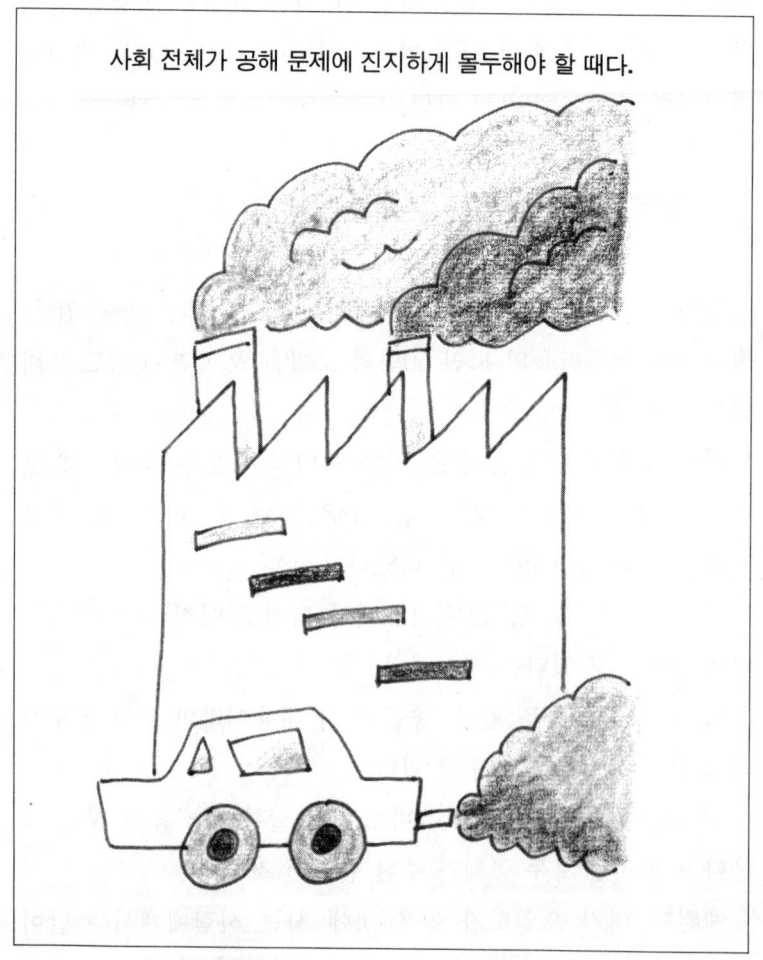

사회 전체가 공해 문제에 진지하게 몰두해야 할 때다.

모발 분석의 결과
판명된 셀레늄의 중대성

□ 셀레늄은 어디에 있는가

셀레늄이라는 것은 미네랄의 일종으로 지금까지는 별로 문제시되고 있지 않았던 원소였다.

그런데 1930년부터 1950년에 걸친 미국에 있어서 원인 불명의 가축의 건강 장해가 이 셀레늄의 과부족에 의한 것이라고 판명된 이후 건강과 셀레늄과의 관계가 갑자기 주목받게 되었다.

모발이 건강에 좌우되는 것은 물론이지만 특히 셀레늄과의 관계는 무시할 수 없다.

셀레늄은 지각의 많은 광물 속에 포함되어 있지만 지각의 마그마에서 화성암 속에 미량으로 존재한 것이 지하수나 유수에 녹아 들어가서 이동하고 퇴적해서 수성암 속에 농축된 것이다. 더욱이 토양 속에 고농도로 분포하고 그것이 작물이나 식물에 흡수되어 인간이나 가축에 이행한다고 생각되고 있다(다음의 그림 참조).

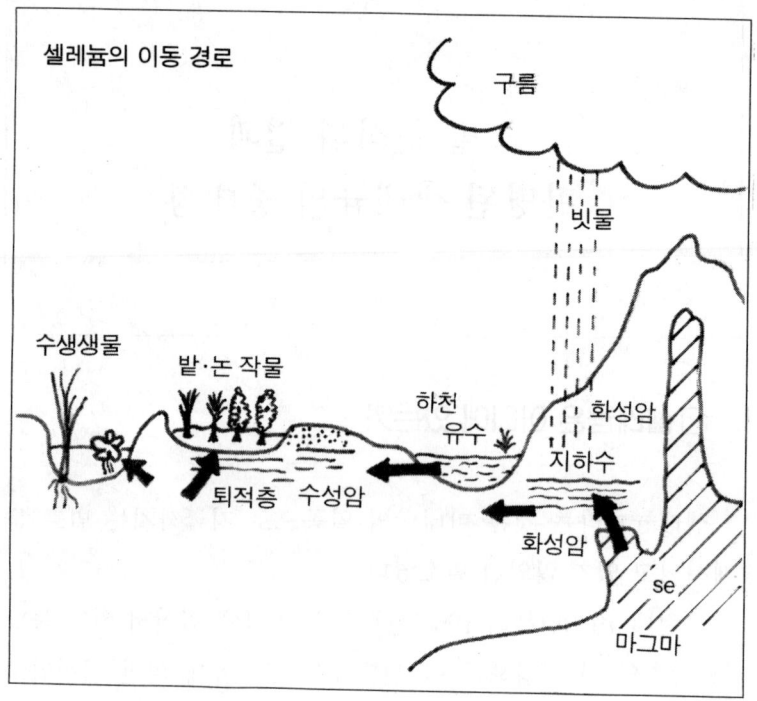

셀레늄의 이동 경로

또한 다른 경로로서 지하수나 유수에 녹아 들어간 셀레늄이 수생 생물(어류 등)에 흡수되어 그것을 먹은 인간이나 가축 등에 이행하는 경우나, 화산 활동, 공업 배기 가스, 공업 생산물, 대기오염 등이라는 셀레늄 함유물과의 접촉에 의해 사람의 체내에 이행하는 경로도 생각할 수 있다.

□ 셀레늄 감소의 위기

셀레늄이 많이 포함되어 있는 토양은 비옥해서 농작물을 기르기에 적합하다.

그러나 셀레늄 등의 양양소가 빨아 올려져서 결핍되어 버린 토양은 미네랄류 결핍의 황폐한 토양이 되어 농작물이 잘 자라지 않는다.

그 때문에 셀레늄을 많이 포함하는 인산비료나 유황화합물 등을 뿌려서 생산을 높이려고 하지만 의도와 어긋나서 이것이 반대로 셀레늄의 흡수를 방해하고 있다고 한다.

셀레늄이 정상적으로 순환해 나가기 위해서는 셀레늄을 포함하는 것을 먹은 인간이나 가축으로부터의 배설물(또는 사망)에 의해 그것이 토양에 환원되고, 식물이 시듦으로써 토양에 환원되고, 또 앞에서와 같이 이행을 반복하는데 셀레늄의 양이 계속 감소하고 순환해 갔을 경우에는 인간이나 가축 등의 건강이 위기에 직면하게 된다.

그것은 셀레늄이 건강 유지를 위해서 절대 필요한 미네랄이기 때문이다.

□ 셀레늄은 건강과 이렇게 관계가 있다

셀레늄은 사람의 혈액, 조직, 저비중혈청 리보단백 속에 존재하고 있지만 소변이나 모발로부터도 검출된다.

태아는 태반을 통해서 모친으로부터 셀레늄을 공급받고 신생아가 되면 모유로부터 공급받지만, 초유의 약 1주일 후에는 셀레늄이 특히 많이 포함되어 있다고 한다.

셀레늄은 카드뮴, 납, 수은, 알루미늄 등의 유독금속에 의한 세포막 파괴 등도 막는 작용이 있고, 암에 의한 사망률과 셀레늄 분포량이 역상관의 관계에 있는 사실로부터 제암 또는 암 예방의 효과도 있지 않을까 라고 일컬어지고 있다.

이것을 뒷받침하는 것으로서 암 환자의 혈중, 모발 속의 셀레늄 농도가 그렇지 않은 사람보다 낮은 사실도 알려지고 있다.

이 외 셀레늄은 정자 형성에도 중요한 역할을 하고 있고, 약리학적인 입장에서 말해 심장발작이나 뇌졸중의 예방, 성기능을 정상으로 성숙시킨다, 세포막을 강화해서 감염원에 대해 저항력을 증가시킨다, 일반적인 오염 물질에 대해서 해독 작용을 갖는다, 관절염을 가볍게 하고 시력을 강화하는 것이 있다, 피부를 매끄럽게 강화하고 모발 상태를 좋게 한다, 수명을 연장하는 등, 건강 유지상에 얼마나 중요한지 잘 알 수 있다고 생각한다.

□ 셀레늄 부족의 쥐는 대머리가 된다

셀레늄이 부족한 쥐와 셀레늄을 보강한 쥐의 피부를 채취해서 조사해 보면 결핍 쥐는 후자보다 모세혈관이나 동맥이 적고, 피부의 혈관 내벽은 두껍고, 상피세포의 핵은 부풀어서 모혈(毛血)을 막는 것 같은 상태로 되어 있다. 따라서 결핍 쥐는 탈모증이 되어 버린다.

그럼 우리들은 셀레늄을 어떻게 보강하면 좋을까?

□ 셀레늄 보강을 위해 좋은 식품

Ⓐ배아미, 현미, 전립분, 대맥, 호밀, 빵 등의 정제도가 낮은 곡류.
Ⓑ감, 새우, 빙어, 청어, 대합, 가리비 등의 어패류.
Ⓒ사과, 사과산, 오렌지 등.
Ⓓ버터, 간, 램, 머튼, 쇠고기 등.
Ⓔ효모, 해조류.
Ⓐ~Ⓔ에서 추출한 셀레늄 영양 보조 식품.

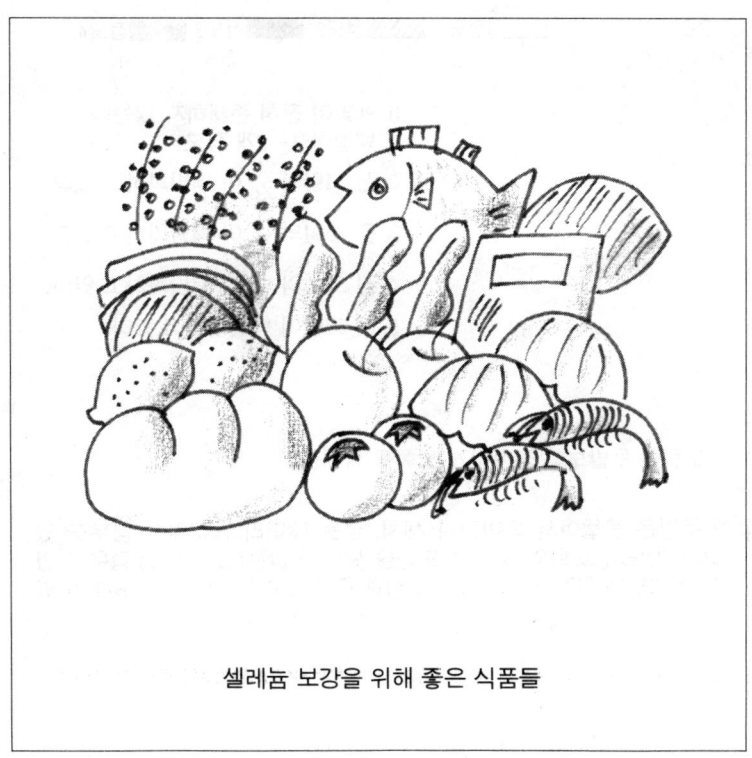

셀레늄 보강을 위해 좋은 식품들

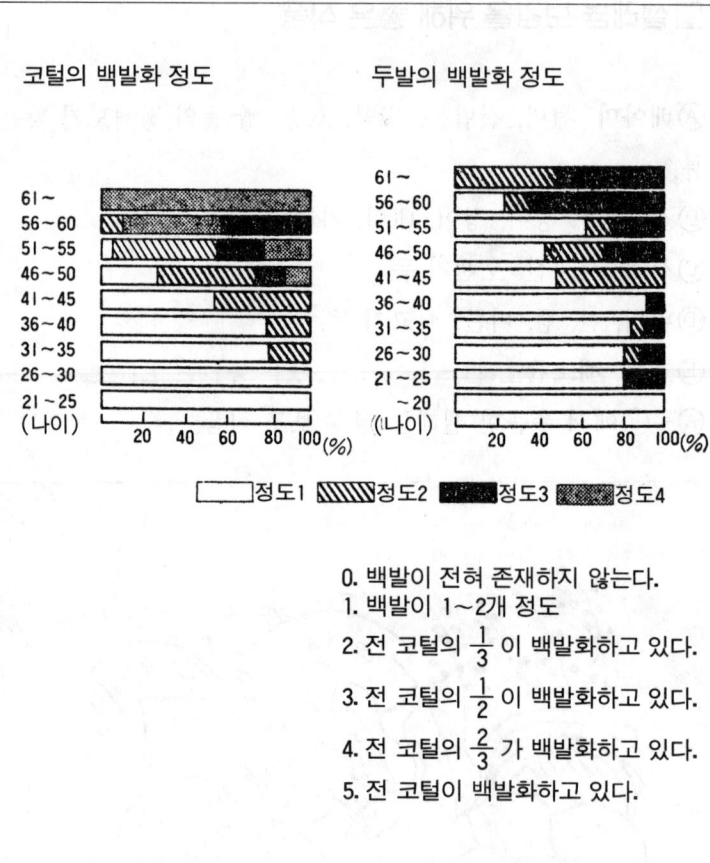

0. 백발이 전혀 존재하지 않는다.
1. 백발이 1~2개 정도
2. 전 코털의 $\frac{1}{3}$ 이 백발화하고 있다.
3. 전 코털의 $\frac{1}{2}$ 이 백발화하고 있다.
4. 전 코털의 $\frac{2}{3}$ 가 백발화하고 있다.
5. 전 코털이 백발화하고 있다.

• 코털은 두발보다 정직하게 노화를 말해준다

　두발은 물들여서 속이거나 새치, 젊은 대머리 등이라는 경우도 있어서 반드시 노화와 일치한 모습을 보이지 않는(그림 참조) 경우도 있지만 코털은 정직하게 노화도를 말해 주고 있다는 그래프는 흥미가 있다.

제 4 장

백발, 탈모가 반드시 치료되는 경이의 7대 특효식

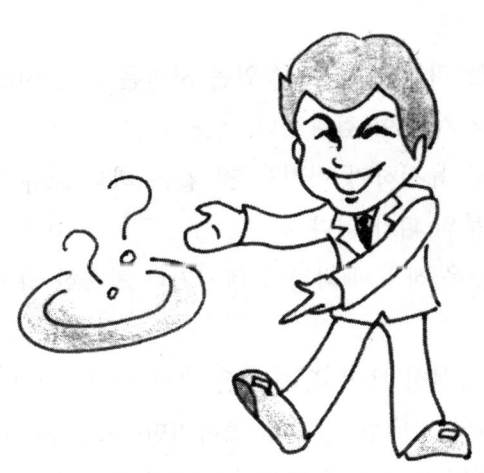

식사 내용으로 좌우되는 모발

□ '모발은 피의 여분이다'를 입증한 모발 분석

모발은 혈액으로 만들어져 있다는 사실은 이 책의 도처에서 언급한 대로이다.

건강한 좋은 피를 듬뿍 갖고 있는 사람은 피의 여분도 많아서 모발은 윤기가 돌아 검디검다.

한편 건강도 유지하기 어려운 것 같은 피의 소유자는 모발에 분배할 여분의 피가 없다.

따라서 모발은 하얗게 되거나 빠지거나 참혹한 양상을 보인다.

이 사실을 확실히 보여 주는 것은 모발 분석으로 152페이지와 같이 체내의 미네랄 상태가 좋아지면……라는 것은 건강 상태가 좋아지면 모발 속에 포함되는 미네랄도 균형 잡히게 되는 것이다.

그리고 몸 상태 및 모발 상태를 호전시키기 위해서는 식사 내용의 개선이 큰 효과를 보이는 것도 150～155페이지에 나타난 대로이다.

전문의에게 상담하러 오는 사람의 80% 정도가 식사 지도만으로도 거의 잘 되고 있다는 사실을 생각한다면 식사가 모발에 얼마나 중요한지를 알 수 있다.

□ 식사 내용이 좋아도 먹는 방법에 따라 효과가 다르다

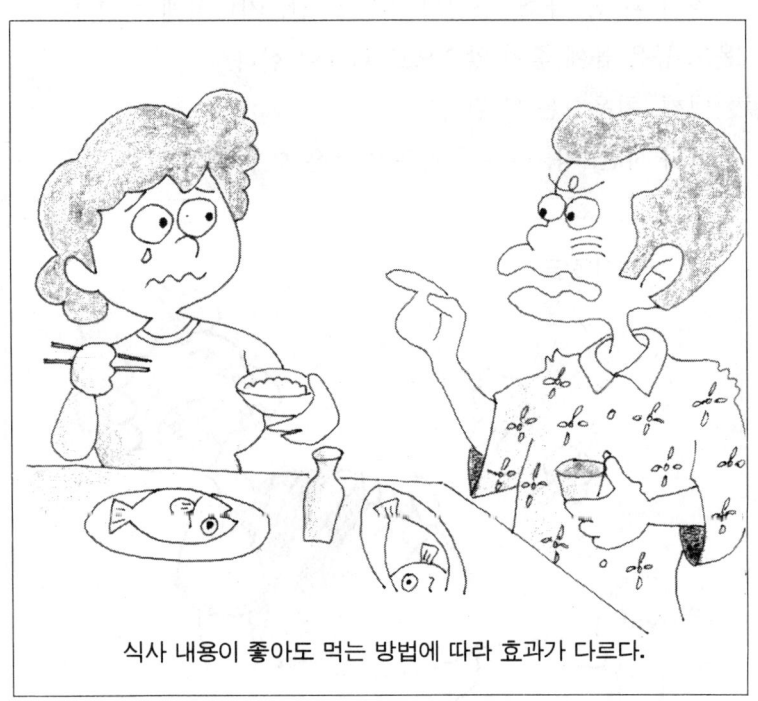

식사 내용이 좋아도 먹는 방법에 따라 효과가 다르다.

그러나 아무리 식사 내용을 개선해도 먹는 방법이 나쁘면 영양은 몸에 붙지 않는 법이다.

첫째로 치아가 나쁜 사람, 위장 장해가 있는 사람은 소화력, 흡수력이 떨어지기 때문에 효과는 기대할 수 없다.

따라서 우선 그쪽의 치료가 선결이다.

둘째는 즐겁게 먹어야 한다.

불유쾌한 마음으로 먹으면 위장이 거부 반응을 일으켜서 충분한 소화, 흡수를 하지 않는다.

셋째, 무슨 일이나 지나친 것은 좋지 않다.

양의 과다, 과소, 양념의 지나친 간, 지나치게 차고 뜨거운 온도 등은 몸에 좋지 않으므로 피해야 한다.

넷째, 치우침은 안 된다.

식사 시간, 양, 내용의 치우침 등은 모두 좋지 않다.

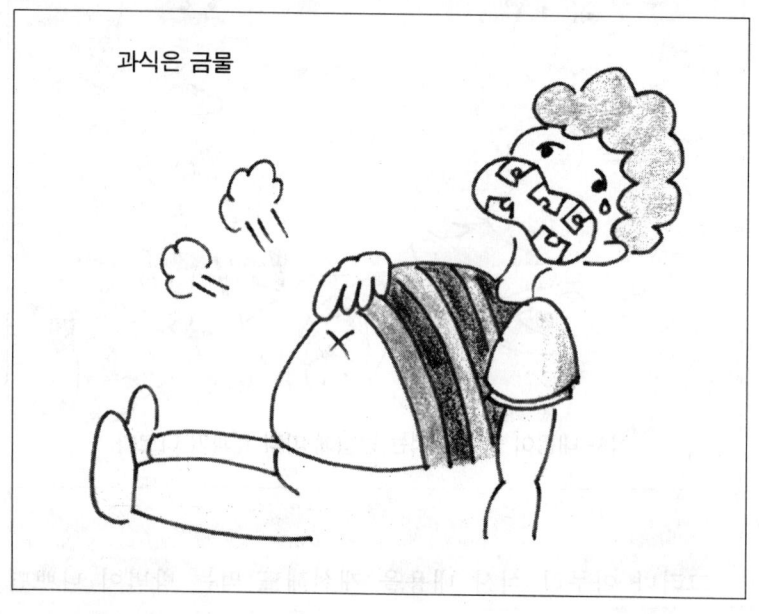

과식은 금물

아침, 점심, 저녁에 따른 식사 방법

□ **아침 식사에는 야채 수프를**

우선 명문 비차(名門秘茶)를 1잔 마셔서 어젯밤의 진수성찬을 신장에서 흘려 내보냄과 동시에 위나 장을 스무드하게 작용하도록 시키고 나서 아침 식사에 들어간다.

일반적으로는 계절 야채를 뭐든지 1cm 정도로 썰어서 만든 야채 수프를 매일 아침 먹을 것을 권한다.

이 수프는 앞에서 산 사고로 P박사가 프랑스 병원에 입원했을 때, 매일 아침 쁘띠 디쥬니(작은 점심 식사)라고 해서 나온 것으로 여기에 작은 크로와상이나 프랑스빵이 1개, 그것과 과일이 1개였다.

매일 아침 같은 메뉴였지만 P박사는 조금도 질리지 않고 맛있게 먹었다.

야채 잡탕이라고도 할 만한 이 수프야말로 미네랄원, 섬유

원으로서 가장 중요한 것이었음을 P박사가 깨달은 것은 훨씬 후의 일이었다.

이 때는 빵이나 과일을 1개 더 먹고 싶다고 P박사는 생각하고 있었다.

□ 미국식 식사는 모발을 아메리칸으로 만든다

미국 상원의원에 의해 공개된 내용으로서 지금까지의 미국인의 식생활(육식 과다, 지방 과다)의 잘못이 성인병의 원인으로, 반성의 필요가 있다는 것이 리포트되어 있었다.

그 리포트 중에 지금 서술한 것 같은 야채 수프를 매일 먹고 있었을 경우의 병 치유는 그렇지 않은 경우에 비해 훨씬 빠르다는 글이 쓰여 있다.

병 뿐만 아니라 탈모나 백발도 마찬가지로 미국식 식사를 많이 하고 있는 사람은 두발도 아메리칸이 되어 버리는 것은 많은 예에서 분명하다.

그리고 아침 식사의 주식은 빵이나 밥이나 상관없지만 반드시 무표백 빵이나 배아가 들어있는 빵, 또는 배아미(胚芽米)나 5분미를 먹도록 한다.

이것은 우리에게 부족하기 쉬운 크롬을 보충하는 목적에서이다. 크롬이 부족하면 탈모나 백발이 되기 쉬운 당뇨병이 되기 때문이다.

배아(胚芽)를 야채 수프에 넣는 것도 좋은 방법이다.

□ 점심은 도시락 지참이 이상적

가능한 한 외식(外食)을 하지 말고 도시락을 지참하기 바란다.

역시 배아미나 5분미에 야채가 듬뿍인 반찬을 곁들이면 이상적이다.

부득이 외식을 할 때는 돈가스, 프라이, 튀김 등 기름이 많은 식사는 피하고, 생선 구이 정식과 같은 것을 선택해 먹도록 한다.

고기나 지방의 과다 섭취는 암의 원인이 된다고 하지만 탈모, 백발의 원인이기도 하다.

오랜 역사를 가진 우리 나라 식단의 장점을 재평가해야만 한다.

□ 저녁은 취침 3시간 전에 끝낸다

우리 나라 사람은 유일하게 천천히 쉴 수 있는 시간으로서 저녁 식사를 중요시 한다.

릴랙스해서 식사하는 것은 좋은 일이지만 가능한 한 취침 3시간 전에는 끝내도록 한다.

위주머니에 음식물이 남아 있으면 위나 장은 밤에도 휴식할 수 없어 다음날 아침 일어나기 어렵거나 신경이 피곤하거나 여러 가지 장해가 나타난다.

어쩔 수 없이 저녁 식사가 늦어진 날에는 오히려 먹지 않고 다음날 아침 식사를 충분히 하는 편이 좋다.

적당한 공복(空腹)이야말로 안면(安眠)의 근본이다.

그런데 인간이 본래 갖고 있는 참모습이 정확하다면 '이것이 먹고 싶다'고 생각한 음식은 그 때 몸에 가장 부족해서 보충해야 할 음식일 것이다.

그러나 편견이나 방자로 왜곡된 본능(本能)에서는 단 음식 과잉으로 뼈에서 칼슘이 녹아 나오고 있는 아이가 점점 더 단 것을 좋아한다는 악순환이 된다.

본래의 본능(本能)이 확실히 판단할 수 있도록 하기 위해서는 미국식 식사를 피하고 무정백미(無精白米)의 한국식으로 돌아가야 한다고 생각한다.

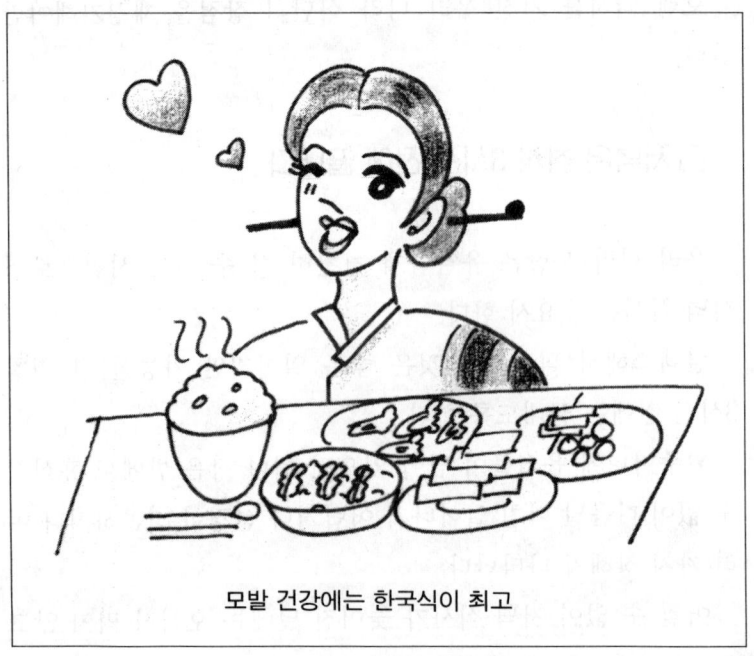

모발 건강에는 한국식이 최고

제4장 / 백발, 탈모가 반드시 치료되는 경이의 7대 특효식 · 175

모발에 악영향을 주는 음식

□ 커피는 모발에 나쁜 음식의 넘버 원

커피를 마시면 졸음이 깨거나 몸이 확 따뜻해진다.

그것은 커피가 몸에 열기를 주어 머리까지 화끈해지기 때문이다.

커피에는 한방(漢方)에서 '승(昇)'이라는 기(氣)가 상승하는 작용이 있기 때문에 흥분을 잘하는 사람은 점점 더 흥분하고 피부가 화농(化膿)하기 쉬운 사람은 한층 화농이 심해진다.

또한 '사(瀉)'라고 해서 체력을 뺏는 힘도 강하기 때문에 하루에 커피를 몇 잔이나 마시는 사람은 체력이 소모하고 혈액이 감소한다.

사교상 커피는 끊을 수 없는 면이 있지만 마신다면 최소한 다음 사항을 지키도록 한다.

공복시에 마시지 말 것, 마실 때는 밀크를 넣을 것, 가능하면 엷게 해서 소량씩 양을 줄여 나갈 것.

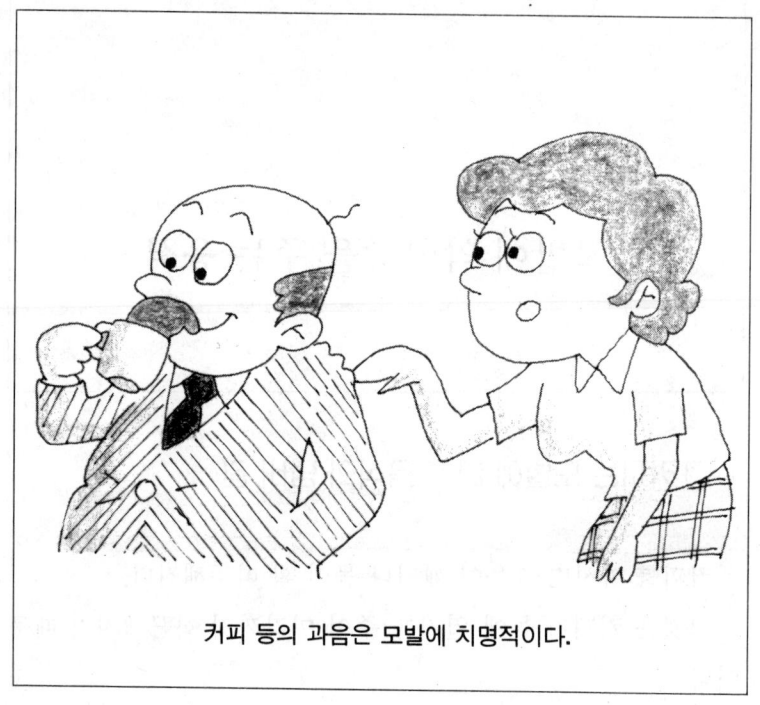

커피 등의 과음은 모발에 치명적이다.

 커피 다음으로 카레, 무, 파, 고추, 생강, 마늘, 케이크, 초콜렛, 인스턴트 라면, 술 등의 과식이나 과음은 모발에 좋지 않다.

7대 특효식(特效食)이란 무엇인가

P박사가 한방을 배운 사실은 앞에서 설명한 대로이다.

그것을 바탕으로 P박사는 음식과 건강 요법을 연구하였다.

음식 요법은 의학 고전이라 할 수 있는 「본초(本草)」의 가르침을 기본으로 하고 더욱이 현대 의학이 가르치는 셀레늄 등도 도입한 P박사 독자의 음식 요법을 연구했다.

개인 증상에 따라서 권하는 내용은 조금씩 다르지만 다음 7종류의 것은 어떤 증상의 사람에게나 권할 수 있다는 것이다.

그것은 셀렌 이스트, 와인 오일, 명문 비차(名門秘茶 ; 설록차 등의 국산차), 연용 드링크, 스피룰리나, 호두꿀, 적수오(赤首烏) 등의 7종으로, 이 외에 증상에 따라서 얼룩조릿대 엑기스, 블랙C, 피구기자 등을 권하는 경우도 있다.

특효식 1 ☞ 셀렌 이스트
— 전반적으로 좋지만 특히 영(營), 혈(血)의
　 사람에게 특효 —

□ 셀레늄의 보급을

셀레늄이 얼마나 두발에 중요한 것인지는 앞에서 말한 대로이다.

셀레늄이 부족하면 피부의 모세혈관과 동맥의 수가 감소해서 충분한 혈액이 공급되지 않기 때문에 피부나 두발의 영양이 부족해서 탈모나 백발이 되어 버린다.

그래서 충분한 양의 셀레늄을 포함하고 있는 식사를 섭취해서 끊임없이 보급해야 한다.

특히 유독금속의 오염이나 옥시던트 공해가 커지고 있는 국내에서는 셀레늄의 필요량을 항상 확보해 나가는 노력이 필요해진다.

□ 셀레늄을 많이 포함하는 식사를

셀레늄을 많이 포함하고 있는 식품에 대해서는 앞에서 열거했지만 다시 한 번 복습하기로 하자.

우선 주식에서는 정제도(精製度)가 낮은 곡류를 먹을 것, 백미(白米)는 가능한 한 피하기 바란다.

5분미, 배아미(胚芽米) 등을 잘 씹어서 먹는 것이 이상적이다.

빵이라면 호밀빵이나 흑빵 등 언뜻 느끼기에는 맛이 조금 떨어져도 실질(實質)을 섭취했으면 싶다.

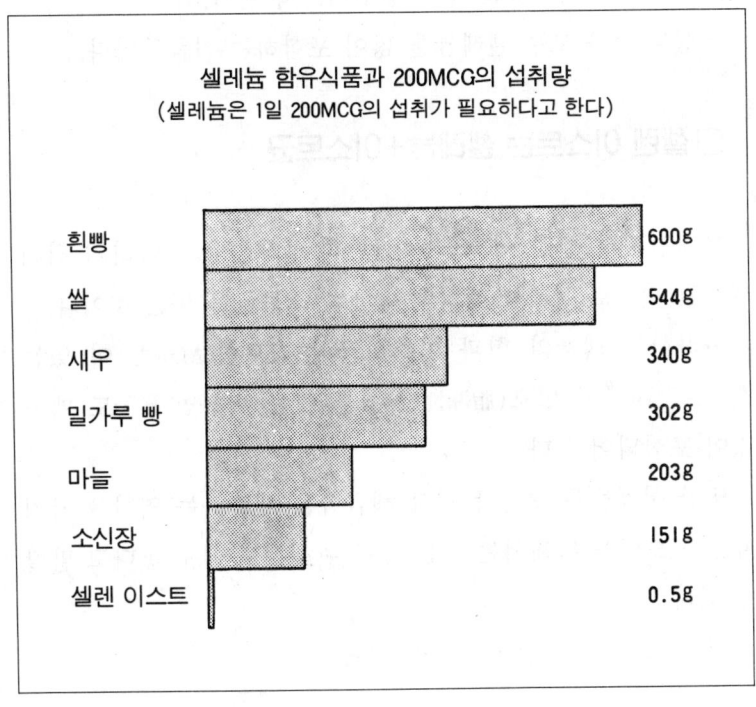

반찬으로 권하고 싶은 것은 새우류, 조개류, 램, 머튼, 쇠고

기, 대두, 해조 등이다.

껍질이 붙은 것은 옛날부터 정력 증강에 좋다고 일컬어지고 있지만 셀레늄 보급에도 좋은 식품이다.

조개는 대합, 가리비 등, 생선이라면 빙어, 청어 등이 많이 포함하고 있다.

고기라면 쇠고기이지만 조금 가격이 벅차니까 머튼, 램 등의 싼 고기를 사용한다.

조리에는 버터나 사과산을 사용하고, 간식에는 사과, 오렌지, 그 쥬스나 너츠류를 많이 섭취하도록 한다.

이상의 것은 모두 셀레늄을 많이 포함하는 식품들이다.

□ 셀렌 이스트는 셀레늄+이스트균

41페이지의 셀렌 이스트는 간단히 셀레늄을 보급하기 위해 생각된 것으로 셀레늄 배양액 속에 이스트균을 넣은 것이다.

따라서 셀레늄의 힘과 이스트균의 효모력(酵母力)이 있는 것으로, 지루성 탈모(脂漏性脫毛)를 막는 비타민 B군도 매우 많이 포함되어 있다.

또한 이것들은 수은 등의 유해금속을 배출하는 역할을 하기 때문에 모발을 위해서는 물론 몸을 위해서도 매우 좋다고 말할 수 있다.

셀렌 이스트는 1일 1정씩 먹는다.

□ 셀렌 이스트를 사용하지 않는 의사는 가짜 의사

제4장 / 백발, 탈모가 반드시 치료되는 경이의 7대 특효식 · 181

　P박사의 체험으로는 탈모를 막는데 가장 효과가 있었던 것은 셀렌 이스트로, 유해금속 때문에 탈모하고 있다고 생각되는 사람에게 특히 잘 듣는다고 한다.
　미국에서는 셀렌 이스트를 사용하지 않는 의사는 가짜 의사라고 일컬어지고 있을 정도이다.
　앞의 그래프에서 알 수 있듯이 셀레늄은 1일 200MCG 필요하지만, 셀렌 이스트라면 0.5g(1정)으로 되는데 새우에서는 340g, 쌀이라면 544g, 흰빵(8장 조각의 1장이 약 60g)에서는 무려 600g이나 먹지 않으면 섭취할 수 없는 것이다.

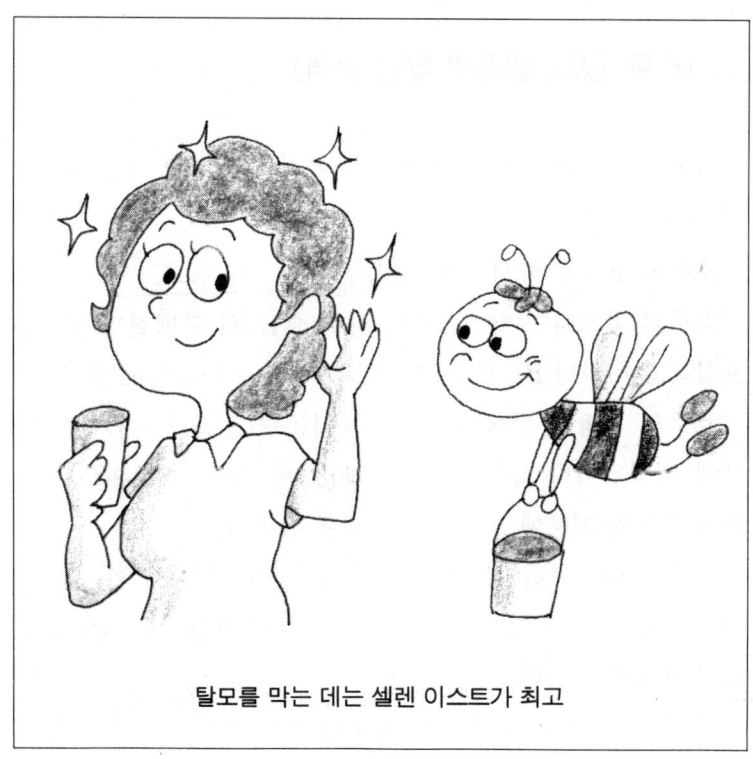

탈모를 막는 데는 셀렌 이스트가 최고

특효식 2 ☞ 호두꿀
— 혈(血)에, 특히 비토(脾土)인 사람에게 특효 —

□ 호두, 참깨, 벌꿀의 효용(效用)

호두, 참깨, 벌꿀 모두 건강식품 중에는 빠지지 않고 반드시 나오는 것이다.

호두의 효과부터 서술해 보자.

호두의 칼로리는 쌀의 2배로 양질(良質)의 단백질과 지방을 포함하고 비타민 B_1, B_2, C가 풍부한데다가 미네랄도 있다.

호두의 지방은 콜레스테롤을 녹이는 리놀산(酸)이 많기 때문에 고혈압이나 동맥경화(動脈硬化)에 좋고, 소화흡수가 좋은 식품이기 때문에 소량으로 효과를 올린다.

흑깨는 옛날부터 모발을 검고 윤기나게 한다고 하며 단백질, 지방, 리놀산 등이 풍부한 식품이다. 칼슘, 철, 비타민도 많이 포함하고 있다.

단, 알맹이 그대로는 소화 흡수가 좋지 않기 때문에 충분히 으깨어서 사용하도록 한다.

벌꿀은 한방에서는 백화(百花)의 정영(精英)이라고 일컬어질만큼 건강에 좋은 성분을 많이 포함한다고 되어 있다.

소화 흡수가 좋은 포도당과 과당 및 미네랄이나 비타민 B군을 많이 포함하고 있다.

특히 고열(高熱)에 약하기 때문에 열처리를 하고 있지 않는 결정(結晶) 벌꿀이 증혈(增血), 노화 방지에 좋고 피부를 깨끗이 하며 모발에도 좋은 영향을 준다.

호두와 결정 벌꿀에 많이 포함된다는 비타민 B군은 지루성 탈모증에 특효가 있다.

□ 호두꿀은 호두, 참깨, 벌꿀의 페스트

이상과 같이 모발을 위해 효과가 뛰어난 3가지 식품을 함께 페스트로 한 것이 호두꿀이다.

호두의 기름진 혀 감촉, 참깨의 향, 벌꿀의 단맛이 섞여서 그대로도 맛있고, 빵 등에 발라도 맛있게 먹을 수 있고, 요리에도 마음껏 이용한다.

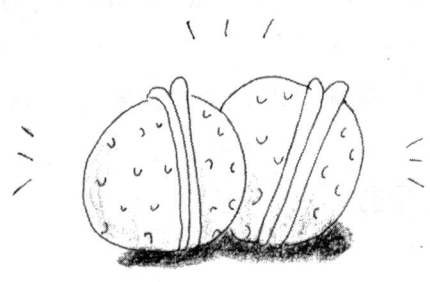

호두꿀의 무침 3종류

□ 참깨 무침

[재료]   3인분
시금치 240g, 호두꿀 15g, 간장 2작은술.

[만드는 법]
① 시금치는 색깔 좋게 데쳐서 찬물에 헹궈 내어 2~3cm 길이로 썰어서 물기를 잘 짠다.
② 볼에 호두꿀과 간장을 넣고 잘 섞은 후, ①의 시금치를 넣어 무친다.
시금치 대신에 쑥갓, 꼬투리 강남콩을 사용해도 맛있다.

□ 참깨 초 무침

[재료] 3인분

해파리 60g, 생미역 30g, 오이 120g, 호두꿀 10g, 식초, 간장, 소금 각 약간.

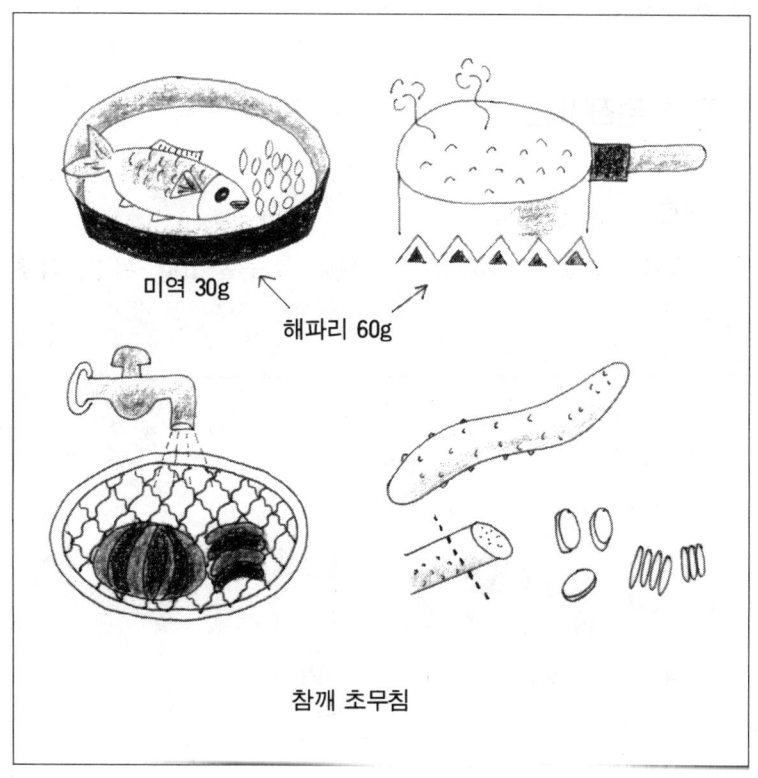

[만드는 법]

① 해파리, 생미역은 각각 물에 담궈서 소금기를 뺀 후, 끓는 물에 살짝 데쳐서 소쿠리에 건져 물에 헹군다.

② ①의 해파리, 생미역은 한 입 크기로 썰고 오이를 2~

3mm 두께로 어슷썬 후 더욱이 채친다.

③ 호두꿀, 식초, 간장, 소금을 섞고 ②를 넣어 잘 무친다.

해파리 대신에 닭 가슴살이나 샐러리를 이용하면 또 다른 맛을 즐길 수 있다.

□초 된장 무침

[재료]   3인분

조개관자 90g, 파 150g, 당근 60g, 호두꿀 10g, 된장, 식초 각 약간.

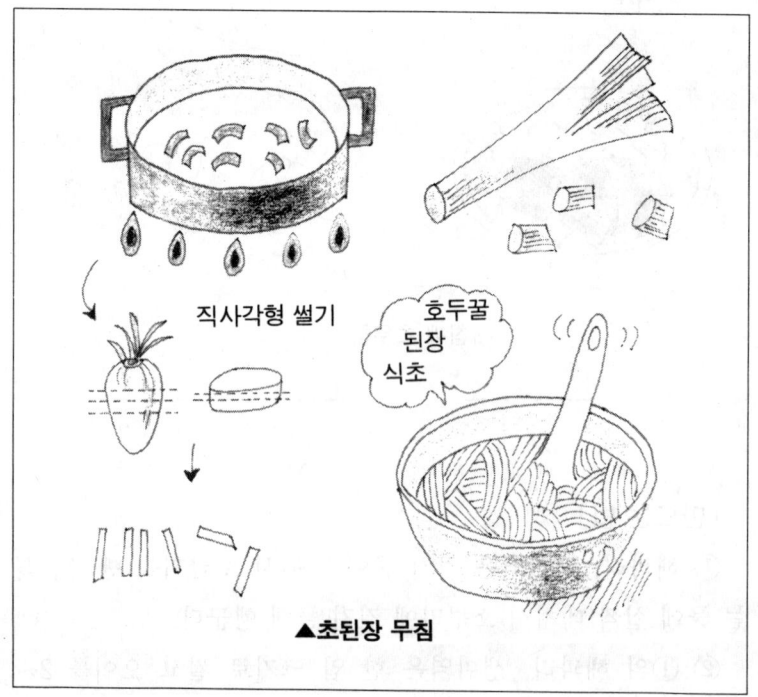

▲초된장 무침

[만드는 법]
① 파를 데쳐서 3~4cm 길이로 썬다.
② 당근은 껍질을 벗기고 1cm 폭, 3cm 길이의 얇은 직사각형으로 썰어 부드러워질 때까지 데친다.
③ 절구에 호두꿀, 된장, 식초를 넣고 잘 갈아 섞어서 식혜 물기를 뺀 파, 당근, 조개관자를 넣고 잘 무쳐서 그릇에 담는다.

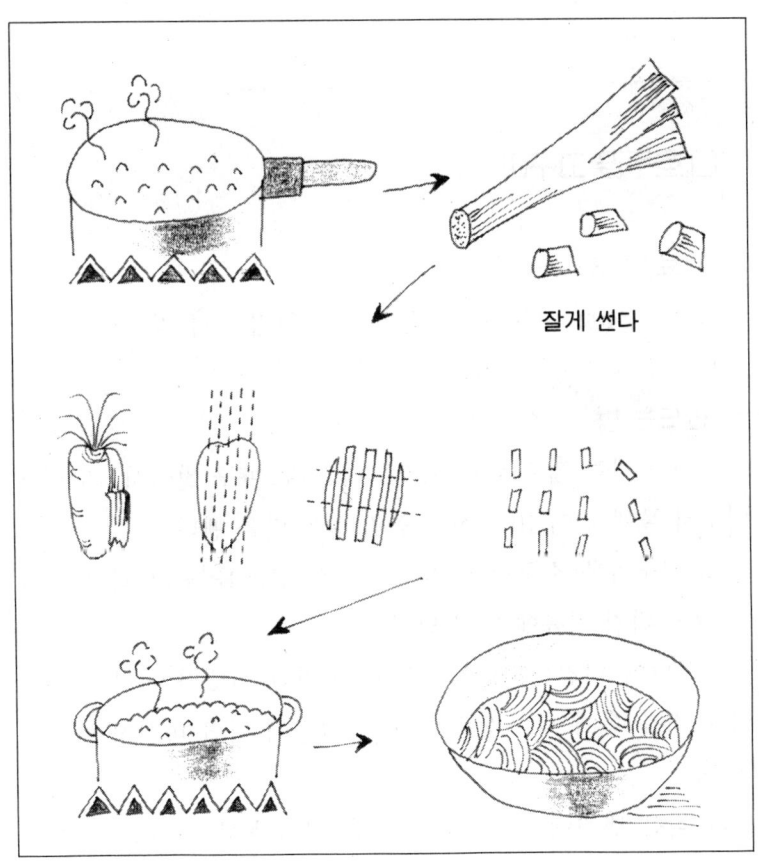
잘게 썬다

호두꿀 요리 6종

□ 호두꿀 고구마

[재료] 3인분

고구마 240g, 호두꿀, 벌꿀 약간씩, 튀김 기름 적당히.

[만드는 법]

① 고구마는 껍질을 벗기고 3~4cm로 마구 썰어서, 썬 모퉁이부터 물에 넣어 10분 정도 담궈 떫은 맛을 뺀다.

② 고구마를 소쿠리에 얹어 행주로 물기를 닦고 약간 약하게 끓인 튀김 기름에 넣어 튀긴다.

고구마에 약간 색이 입혀질 즈음 일단 꺼냈다가 다시 고구마를 기름 속에 넣어 2번 튀긴다. 그렇게 하면 바삭하게 튀겨진다.

③ 작은 냄비에 호두꿀과 벌꿀을 넣고 불에 올려놓고 잘 섞

제4장 / 백발, 탈모가 반드시 치료되는 경이의 7대 특효식 · 189

는다.

④ 갓 튀긴 고구마에 ③의 조미국물을 끼얹어, 뜨거울 때에 재빨리 얽히게 한다.

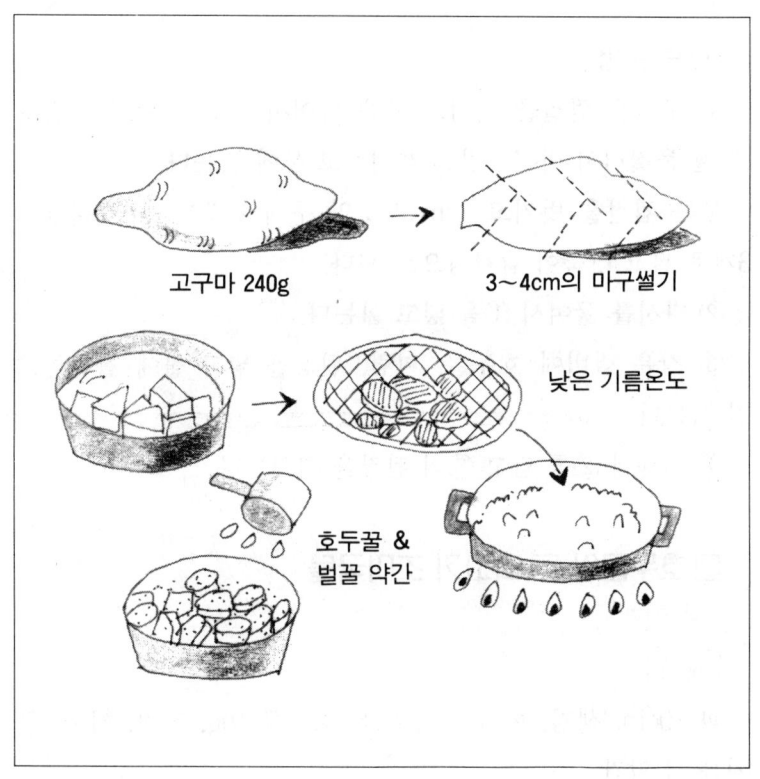

□ 호두꿀 산적

[재료]   3인분

토란 6개, 무 150g, 구약나물 $\frac{1}{2}$ 장, 호두꿀 10g, 된장 2큰

술, 미림(소주·찹쌀·지에밥·누룩을 섞어 빚어 재강을 짜낸 술) 약간, 다시(다시마·멸치·가다랭이포 등을 우려낸 국물) 적당히.

[만드는 법]
① 토란은 껍질을 벗기고 볼에 넣어서 소금을 뿌리고 손으로 잘 문질러서 미끈거림을 제거하고 물에 씻는다.
무는 껍질을 벗기고 3cm 정도의 두께로 썬다. 구약나물은 3개로 썰고 더욱이 삼각형으로 썬다.
② 다시를 끓여서 ①을 넣고 삶는다.
③ 작은 냄비에 호두꿀, 미림, 된장을 넣고 불에 올려놓고 잘 섞는다.
④ 그릇에 ②를 담고 ③의 된장을 끼얹는다.

□ 호두꿀이 든 쇠고기 조미국물

[재료]
파 10cm, 생강, 마늘 각 1조각, 호두꿀 10g, 간장, 미림, 참기름 각 약간.

[만드는 법]
프라이팬을 잘 달구고 참기름을 넣고 잘게 썬 파, 생강, 마늘을 잘 볶다가 호두꿀, 미림, 간장을 넣고 한 번 조려서 불을 끈다.

제4장 / 백발, 탈모가 반드시 치료되는 경이의 7대 특효식 · 191

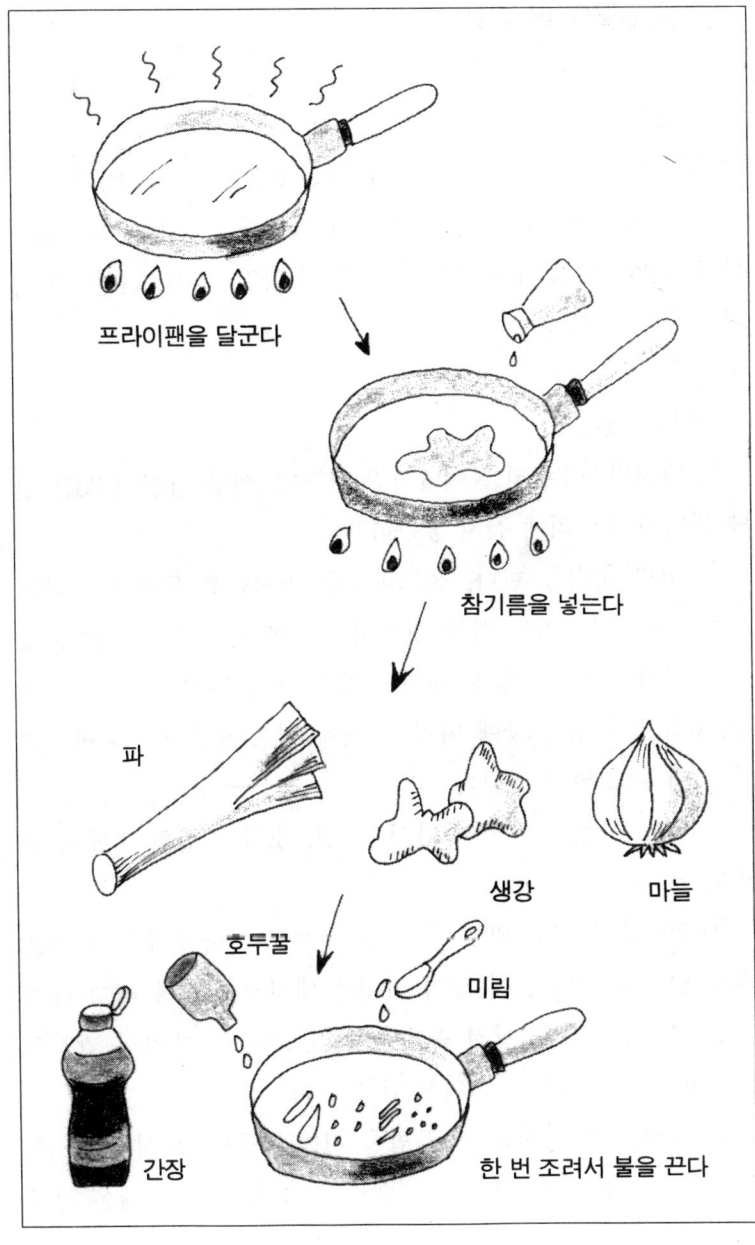

□ 호두꿀이 든 초밥

[재료] 3인분

쌀 2컵, 다시마 20cm, 식초 3큰술, 소금 1작은술 약, 호두꿀 3큰술, 표고버섯 4개, 당근, 꼬투리 완두콩 각 20g, 연근 30g, 박고지 2m 정도, 새우 3마리, 붉은 김 약간, 다시, 간장, 미림, 식초 각 적당히.

[만드는 법]

① 다시마는 2컵의 물에 1시간 담근다. 쌀을 밥짓기 30분 전에 씻어서 소쿠리에 건져 놓는다.

② 고명 준비를 한다. 표고버섯은 미지근한 물에 담궜다가 잘게 썬다. 박고지는 살짝 씻어서 소금에 문지르고 소금을 씻어 내고나서 부드러워질 때까지 삶은 후 1.5~2cm 길이로 썬다. 표고버섯 담근 물에 미림, 간장을 넣고 표고버섯과 박고지를 넣어 달고 짜게 조린다.

③ 당근은 잘게 썰어서 다시, 미림, 소금을 합친 속에서 조린다.

④ 연근은 껍질을 벗길 때 3mm 두께로 썰어 식초물에 10분 정도 담그고, 식초물에 넣어 약 3분 데쳐서 물기를 빼고 다시 미림, 식초, 소금을 합친 속에 담근다. 새우는 데쳐서 껍질을 벗기고 꼬투리 완두는 삶아서 잘게 썬다.

⑤ 쌀에 ①의 다시를 넣고 밥을 지어 뜸들인 후 식초, 소금, 호두꿀을 섞은 것을 뿌리고 재빨리 섞어서, 부채로 체온 정도

제4장 / 백발, 탈모가 반드시 치료되는 경이의 7대 특효식 · 193

로 식힌다.

②~④의 고명을 섞어서 그릇에 담고 위에 붉은 김을 장식한다.

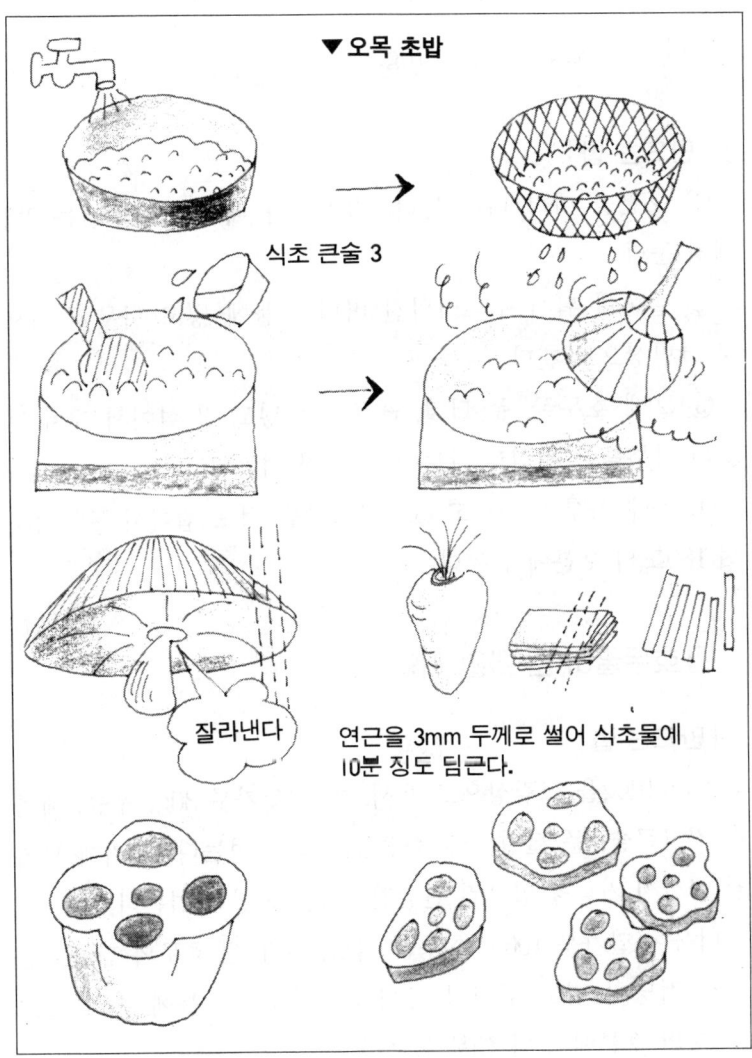

▼ 오목 초밥

□ 호두꿀이 든 쿠키

[재료]

밀가루 1컵, 베이킹 파우더 $\frac{1}{2}$ 작은술, 버터 60g, 달걀 $\frac{1}{2}$ 개, 레몬즙 1큰술, 호두꿀 70g.

[만드는 법]

① 오븐을 미리 데워 둔다. 밀가루와 베이킹 파우더는 2번 체쳐 둔다.

② 실온에 둬서 부드러워진 버터를 불에 넣고 나무 주걱으로 크림상으로 갠다.

③ ②에 호두꿀, 푼 달걀, 레몬즙을 넣고 잘 섞어서 체쳐 둔 ①의 가루를 3~4회로 나누어 넣고 잘 섞는다.

④ 손에 가루를 묻히고 ③을 1작은술 정도 집어서 둥글려서 펴 180도의 오븐에 굽는다.

□ 호두꿀이 든 과일 케익

[만드는 법]

버터 100g을 크림상으로 개서, 아몬드 가루 30g, 우유, 레몬즙 각 1큰술, 푼 달걀 노른자 3개를 넣고 섞는다. 거기에 모가 날 때까지 거품을 일으킨 흰달걀 3개분을 넣고 섞는다.

더욱이 밀가루 100g, 호두꿀 적당, 잘게 썬 호두와 건포도를 각각 적당히 넣고 섞어서 종이를 깐 파운드 틀에 흘려 넣고 180도의 오븐에서 약 45분 굽는다.

특효식 3 ☞ 와인 오일
— 혈(血)에, 특히 심화(心火)인 사람에게 특효 —

□ 식물의 씨에서 채취하는 기름은 양질로 건강에 좋다

건강 식품도 식물유가 건강에 좋다는 사실이 최근에 알려졌다.

사플라워, 해바라기, 대두, 낙화생, 옥수수, 목화, 참깨, 올리브를 비롯한 많은 종류가 사용되고 있다.

이들 식물유의 공통점은 불포화 지방산이라는 것이 많이 포함되어 있는 점이다.

지방 중에는 포화 지방산과 불포화 지방산이 있는데 전자는 동물성 지방(버터나 라드 등)에 많이 포함되고, 후자는 식물성 지방에 많이 포함되어 있다.

그런데 동물성 지방을 과다 섭취하면 콜레스테롤이 쌓여서 동맥경화를 일으키는 데다가 체지방으로서 축적되기 때문에 비만의 원인이 될 뿐만 아니라 탈모의 원인도 된다.

한편 식물유는 콜레스테롤의 분해를 촉진해서 혈중 콜레스테롤의 양을 조절한다는 큰 작용이 있어 체지방이 되기 어려우므로 비만이 되지 않아 건강하게 지낼 수 있다.

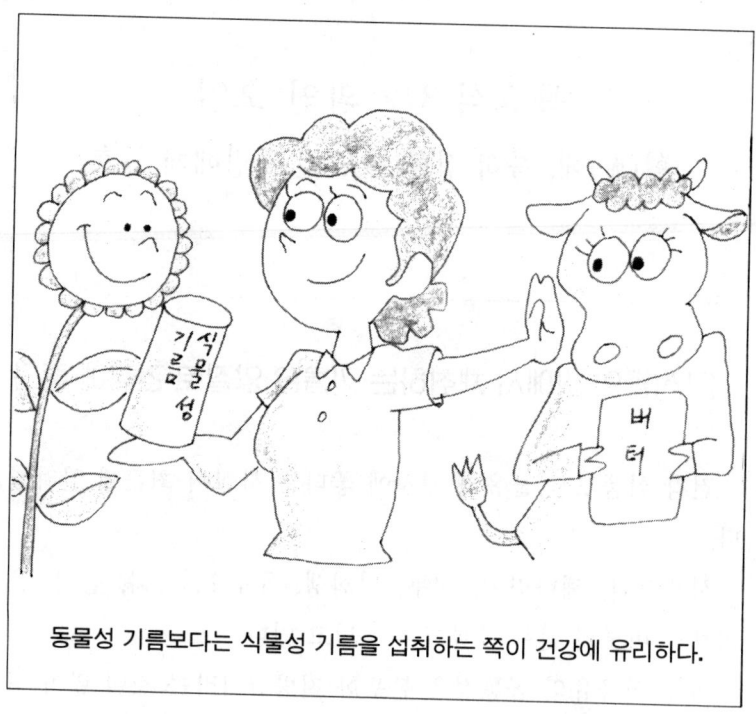

동물성 기름보다는 식물성 기름을 섭취하는 쪽이 건강에 유리하다.

단, 조리는 프라이나 튀김 등 다량으로 사용하는 요리는 피하고, 소량으로 다른 재료와의 상승 효과를 고려한 요리법이 포인트가 된다.

□ **와인 오일은 포도씨에서 채취한 기름**

와인 오일은 포도즙을 짠 후의 씨를 더욱 짠 것이다. 특히 비타민 E와 F가 많이 포함되어 있는 것이 주목된다.

최근엔 비타민 E가 붐이 되고 있지만 캡슐에 들어간 배아오일을 먹고 위장을 다친 사람이 전문의에게 자주 상담하러 온다고 한다.

몸에 좋은 비타민 E도 기름을 먹는 것보다 요리에 사용해서 소화 흡수를 좋게 하는 것이 중요하다.

최근 문제가 되기 시작한 유성 비타민의 과잉 섭취의 걱정도 없어진다.

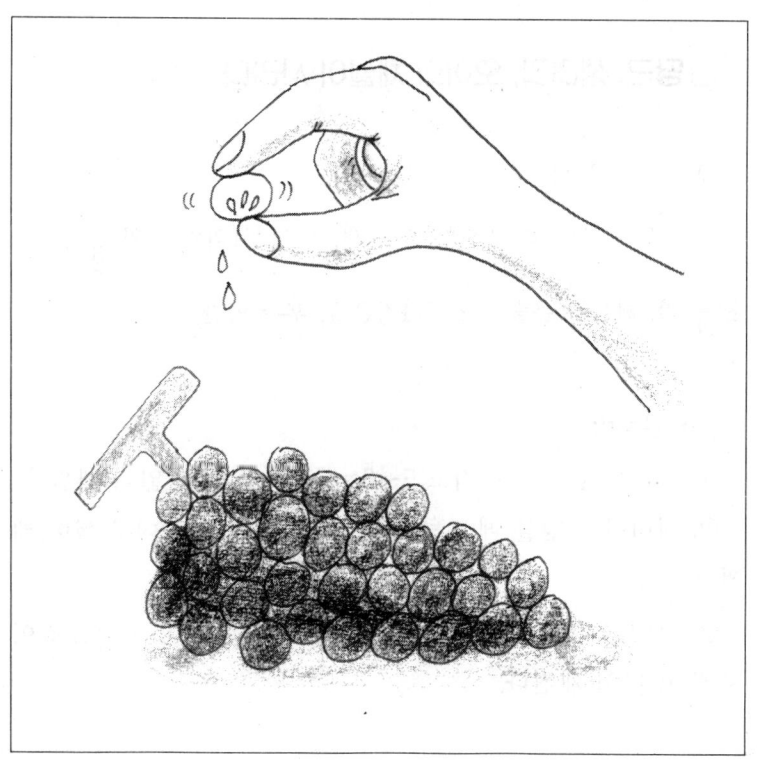

와인 오일을 사용한 요리 8종

□ 당근, 샐러리, 오이의 채썰이 사라다

[재료] 3인분

당근 2개, 샐러리 2개, 오이 2개, 드레싱(와인 오일 $\frac{1}{3}$ 컵, 식초 $\frac{1}{4}$ 컵, 레몬즙 큰술 2, 소금 1작은술, 후추 약간).

[만드는 법]
① 당근은 껍질을 벗기고 5~6cm 길이로 썰어 얇게 채썬다.
② 샐러리는 잎을 떼고 줄기를 빼서 5~6cm 길이로 썰어 채썬다.
③ 오이는 세로 2개로 자르고 씨를 제거한 후 5~6cm 길이로 썰고 나서 채썬다.

제4장 / 백발, 탈모가 반드시 치료되는 경이의 7대 특효식 · 199

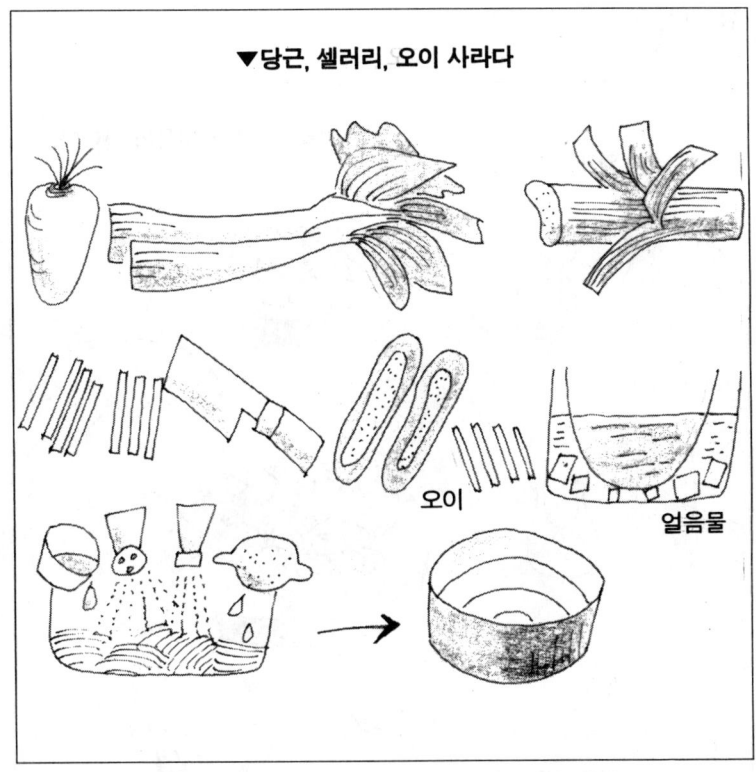

▼당근, 셀러리, 오이 사라다

④ 야채는 각각 다른 볼에 담아 얼음물에 담궈서 깨끗하게 한다.

⑤ 드레싱을 만들어 물기를 뺀 야채에 끼얹어 잘 섞는다.

□ 당근 사라다 만드는 법

당근 2개는 껍질을 벗기고 갈아서, 드레싱(와인 오일 4큰술, 식초 2큰술, 소금 1작은술, 후추 약간)과 잘게 썬 파슬리 약간을 섞는다.

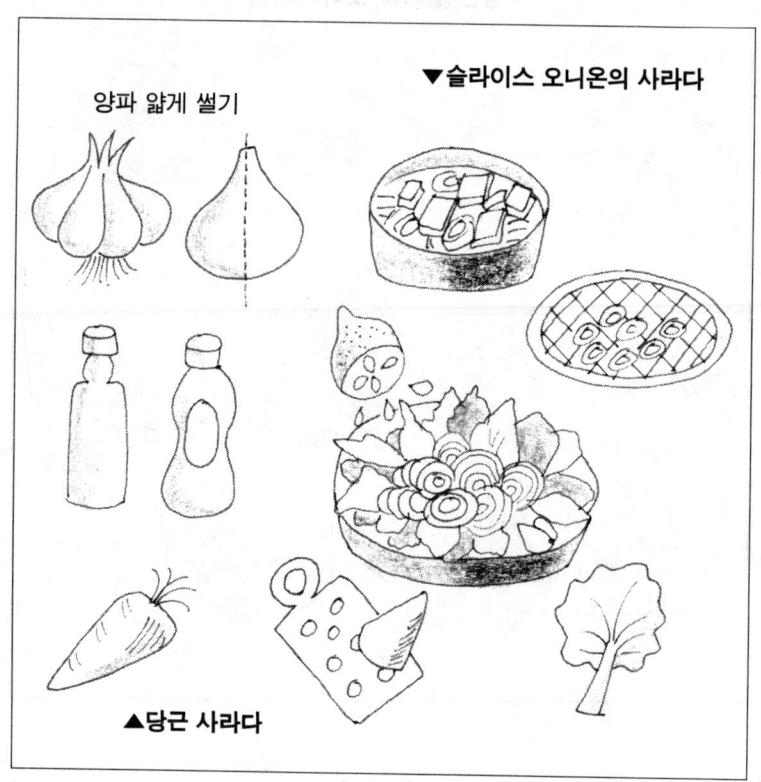

▼슬라이스 오니온의 사라다
양파 얇게 썰기
▲당근 사라다

□슬라이스 오니온 사라다 만드는 법

양파 2개를 매우 얇게 썰어서 냉수에 넣었다가 곧 얼음물로 옮겨서 4~5분 두고 소쿠리에 건져서 물기를 잘 빼고 그릇에 담는다.

가다랭이포 5g을 양파 주변에 담고, 레몬즙을 짜서 와인 오

제4장 / 백발, 탈모가 반드시 치료되는 경이의 7대 특효식 · 201

일, 간장 각 1큰술을 뿌린다.

□ 호박 그라세

[재료]　3인분

호박 1개, 와인 오일 3큰술, 벌꿀 3큰술, 시나몬 약간.

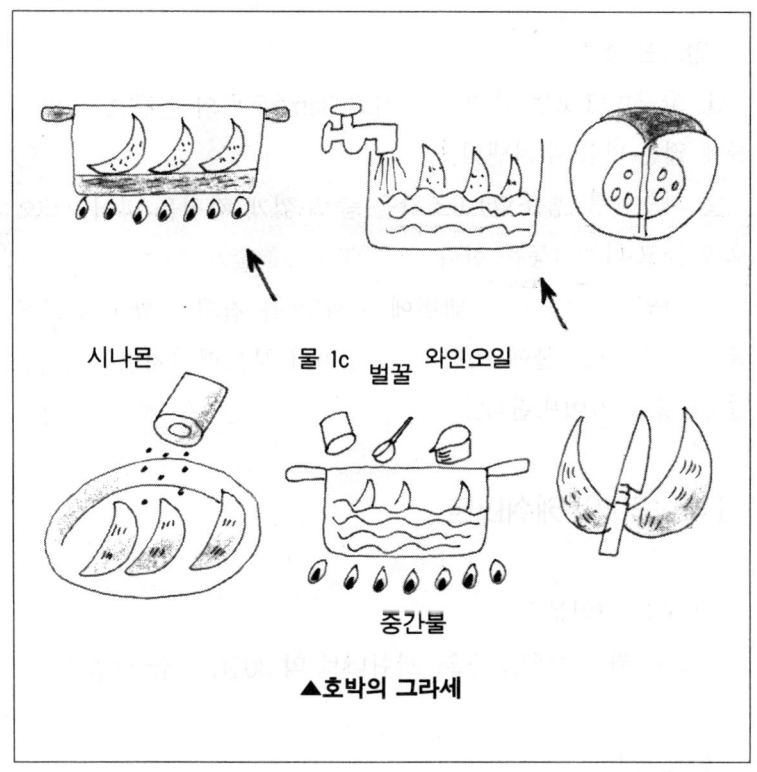

▲호박의 그라세

[만드는 법]

① 호박은 껍질을 줄무늬로 벗겨서 두께 1cm로 썬다.
② 냄비에 호박과 물 1컵, 와인 오일, 벌꿀을 넣고 불에 올린 후 중간 불에 부드럽게 끓인다.
③ 국물이 없어지면 그릇에 담아 시나몬을 뿌린다.

□ 고구마와 파인애플의 조림

[만드는 법]
① 고구마 1개는 껍질을 벗기고 3cm 두께의 원형으로 썰어 물에 떫은 맛을 우려낸다.
② 파인애플(통조림) 6조각을 좀 두껍게 칼집을 넣어 2장으로 만들고 다시 4등분 한다.
③ 와인 오일을 바른 냄비에 ①과 ②를 겹쳐 넣고 바특하게 물을 넣어 약한 불에 조리고, 고구마가 부드러워지면 와인 오일 2큰술을 떨어뜨린다.

□ 김구이와 캐쉬너트

[재료] 3인분
김 2장, 와인 오일 2큰술, 캐쉬너트 약 30알, 소금 약간.

[만드는 법]
① 김은 와인 오일을 바르고 소금을 뿌려서 굽는다.
② 캐쉬너트를 와인 오일을 달군 프라이팬에 볶는다.

③ 김을 잘라서 너트와 담는다.

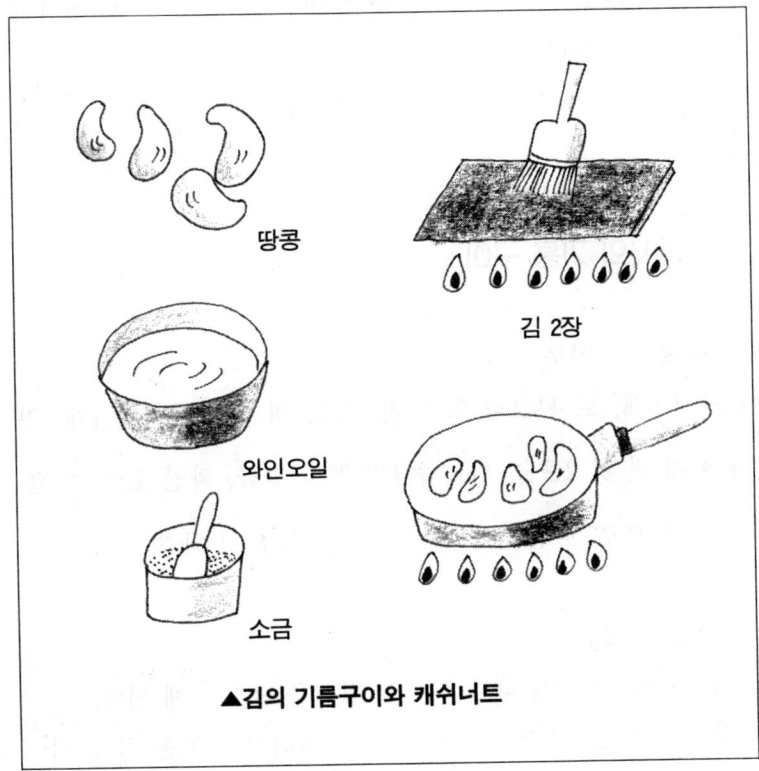

▲김의 기름구이와 캐쉬너트

□ 옥돔의 기름 구이

[만드는 법]
① 옥돔 3토막은 소금, 후추를 뿌려둔다.
② 송이버섯 90g은 밑둥을 떼어 풀어서 와인 오일로 살짝 볶아서 레몬즙 약간을 뿌린다.

③ 에샬로트 90g은 잘게 썰어서 와인 오일로 볶아 흰 와인 약간을 뿌리고, 생크림 60g, 소금 약간을 넣어 한 번 조려서 ②를 넣어 섞는다.

④ ①을 와인 오일로 양면을 구워 ③의 송이버섯 소스를 끼얹는다.

□ 가지의 기름 구이

[재료]   3인분

가지 6개, 토마토(잘 익은 것) 2개, 피망 2개, 감자 1개, 양파 잘게 썬 것 2큰술, 마늘즙 1번 뿌릴 만큼, 와인 오일 $\frac{1}{2}$ 컵, 페스트상으로 한 안초비 1큰술, 소금, 후추 각 약간.

[만드는 법]

① 가지는 꼭지를 떼어 삶아서 껍질을 벗겨 잘게 썬다.

② 토마토는 꼭지 부분에 포크를 찔러서 뜨거운 물에 담궈 껍질을 벗겨서 주사위 모양으로 깍둑 썰어 둔다.

피망은 씨와 안쪽의 흰 부분을 제거해서 토마토와 같이 적당한 크기로 썬다.

③ ①,②를 볼에 넣고 잘게 썬 양파, 마늘즙, 안초비의 페스트를 넣고 와인 오일을 뿌려서 잘 섞어서 소금, 후추로 조미한 후 냉장고에 넣어서 차게 한다.

④ 감자는 껍질을 벗겨서 1.5cm 두께의 원형으로 썰어 소금을 조금 넣은 뜨거운 물에 약간 딱딱하게 삶는다. 다 삶으면

제4장 / 백발, 탈모가 반드시 치료되는 경이의 7대 특효식 · 205

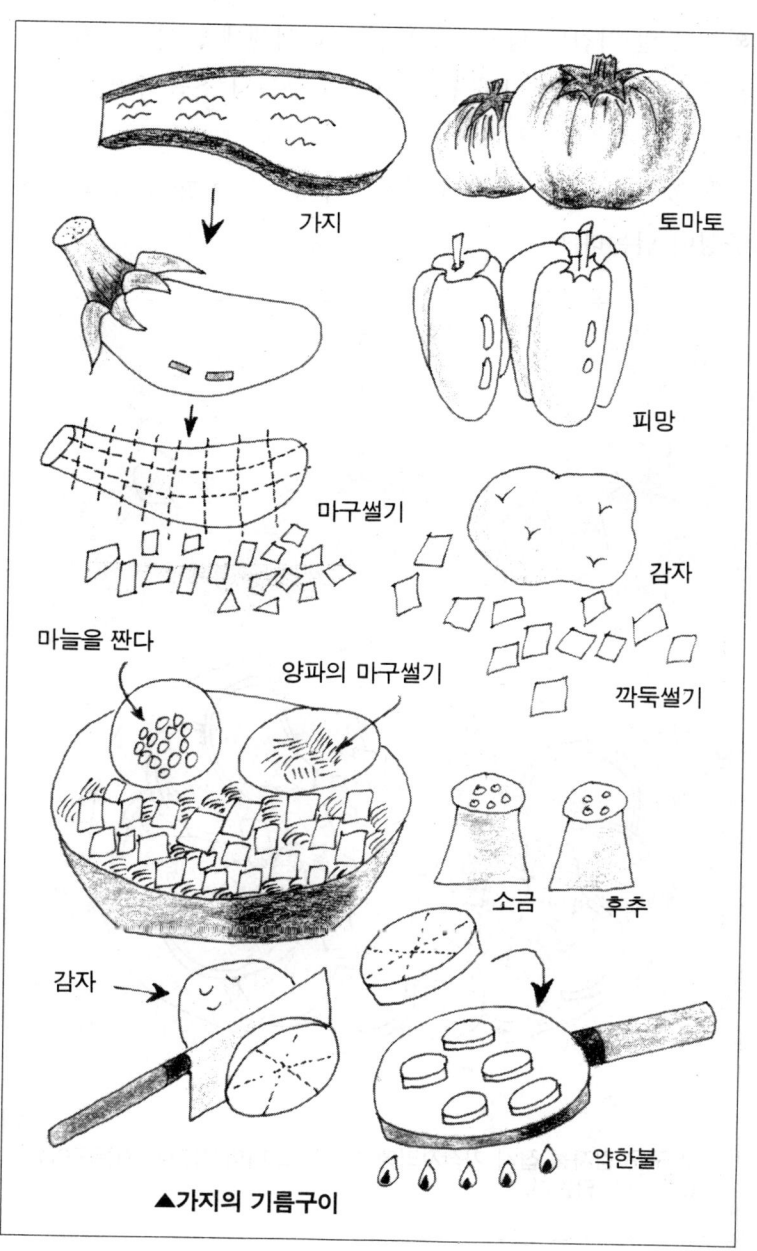

▲가지의 기름구이

206

와인 오일 약간(분량 외)을 달군 프라이팬에 늘어놓고 양면이 노르스름해지도록 약한 불에 천천히 구워서 소금 후추로 조미한다.

⑤ 갓 구운 감자를 접시 가장자리에 늘어놓고 차게 한 ③을 중앙에 담는다.

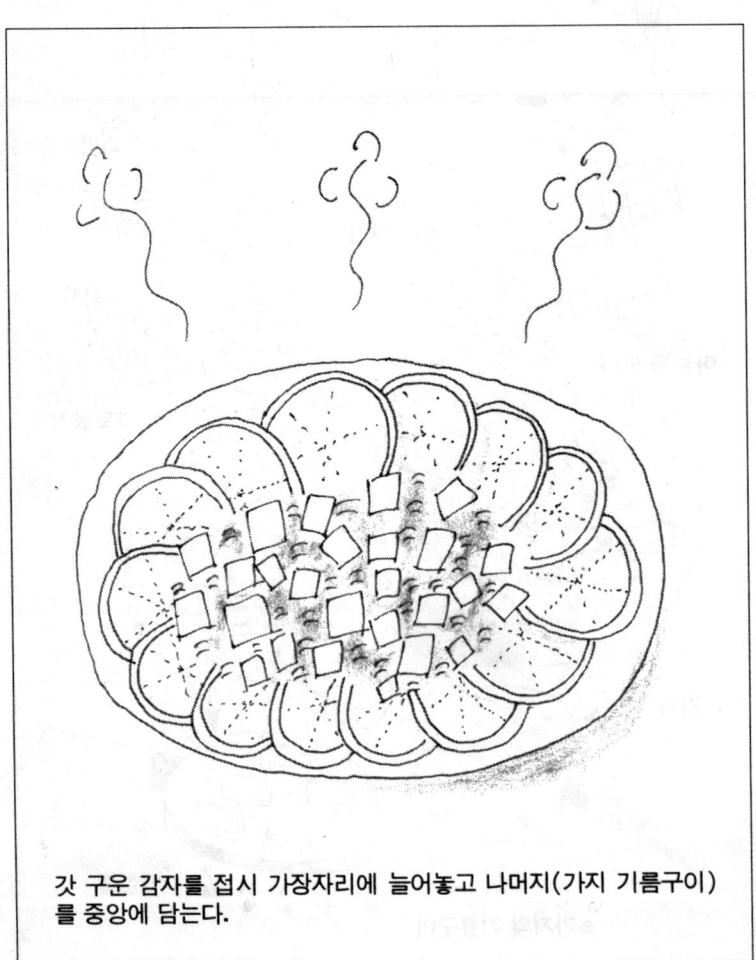

갓 구운 감자를 접시 가장자리에 늘어놓고 나머지(가지 기름구이)를 중앙에 담는다.

> ## 특효식 4 ☞ 적수오(赤首烏)
> ─ 혈(血)에, 특히 간목(肝木)인 사람에게 특효 ─

□ 적수오(赤首烏)는 붉은 하수오(何首烏)

중국의 옛황제 하공(何公)이라는 사람이 어떤 때 하수오(何首烏) 뿌리를 달여서 마신 결과 그때까지 희었던 머리카락이 까마귀의 목과 같은 윤기나는 흑발이 되었기 때문에 이 식물을 하수오(何首烏)라고 이름붙이고, 백발, 탈모에 특효약으로서 높이 평가되었다.

하수오에는 백수오(白首烏)와 적수오(赤首烏)가 있는데 한방의 식양생(食養生)에는 주로 적수오를 이용한다.

□ 효과는 크지만 사용상의 주의를 잊지 않도록

적수오가 주로 효과를 올리는 것은 간목(肝木)이나 신수(腎水)의 강화(強化)이다.

따라서 신수의 약함에서 오는 새치나, 간목의 원인으로 일어나는 탈모에 잘 듣는다.

또한 '기(氣)'와 '혈(血)'의 조화를 좋게 하는 작용이 있기 때문에 빈혈에서 오는 백발이나 탈모에 효과가 있어 임산부가 출산 전(出産前)부터 계속 먹으면 출산 후(出産後) 탈모를 막을 수 있다.

연변(軟便)의 기미가 있는 사람이나 설사를 하기 쉬운 사람, 감기에 걸려 열이 나는 사람은 피하기 바란다.

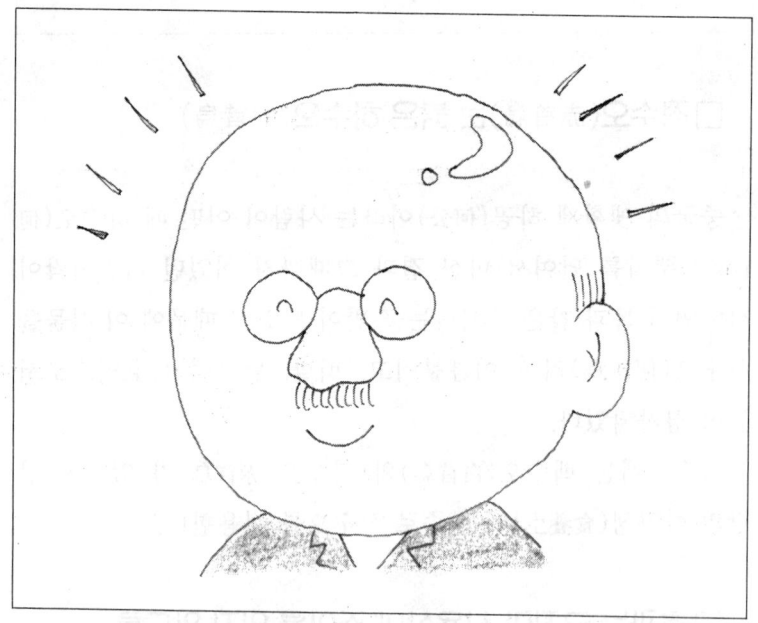

제4장 / 백발, 탈모가 반드시 치료되는 경이의 7대 특효식 · 209

적수오(赤首烏)의 요리 4종

□ 검은콩 드링크

자양강장(滋養強壯)에 효과가 있는 음료. 연변(軟便)이 되는 것 같으면 적수오의 양을 조금 줄인다.

[재료] 1잔 분
검은콩 2작은술, 적수오 2작은술, 귤 껍질 1작은술 약, 물 2컵, 벌꿀 약간.

[만드는 법]
① 검은콩을 가볍게 씻어서 먼지 등을 제거하고 적당량의 물에 하룻밤 담궈 둔다.
② ①의 검은콩과 담근 물, 적수오, 귤 껍질을 냄비에 넣고 약한 불에 올려 놓는다. 끓은 후 5분 정도 더 조린다.

③ 컵에 ②의 우려낸 액을 쇠조리에 걸러 따르고 벌꿀을 기호대로 넣어 준다.

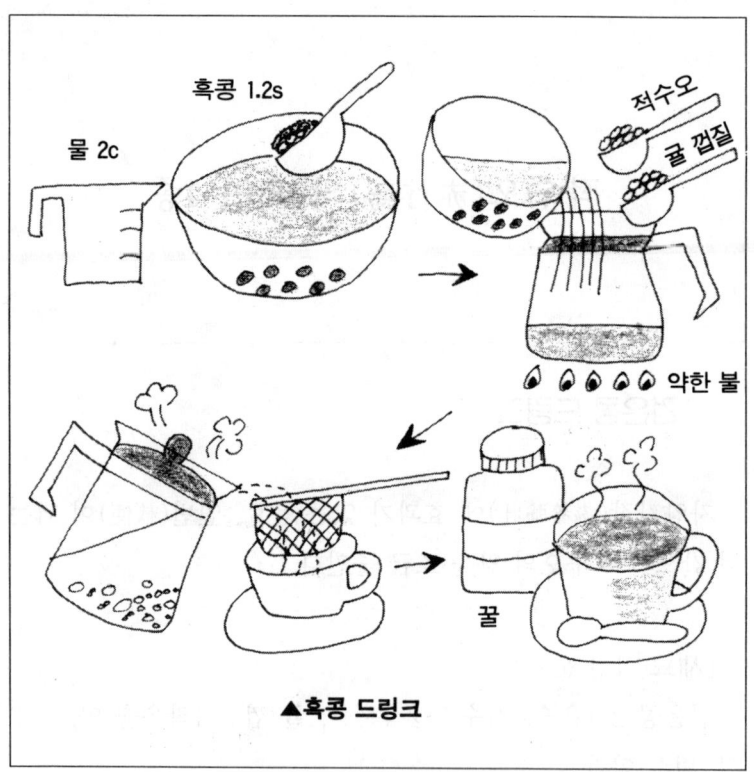

▲흑콩 드링크

□ 적수오(赤首烏)와 구기자 드링크

적수오를 사용해서 만들기 때문에, 간단히 만들어 모발을 기르는데 절호의 음료이다.

[재료] 1인분
적수오 1큰술, 구기자 열매 1큰술.

[만드는 법]
① 적수오를 컵 3잔의 물에 담궈 하룻밤 둔다.
② ①에 구기자 열매를 넣어 토기냄비나 양은냄비에 약 30분 끓인다.
③ ②의 국물을 그대로 마시거나 기호에 맞게 벌꿀을 넣어 마신다.

□ 적수오죽

적수오의 특유한 냄새를 특수한 제법(劑法)에 의해 지워서 죽이나 드링크를 간단히 만들 수 있도록 한 것.

[재료] 3인분
적수오 5g, 쌀 1컵, 물 10컵, 소금 약간.

[만드는 법]
① 크고 두툼한 냄비에 적수오, 씻은 쌀, 물을 넣는다.
② ①을 센 불에 올려놓고 끓으면 타지 않도록 가볍게 한 번 섞고 중간 불에 1시간 반~2시간 둔다. 수분이 없어지면 소금으로 간을 맞추고 불을 끈다.

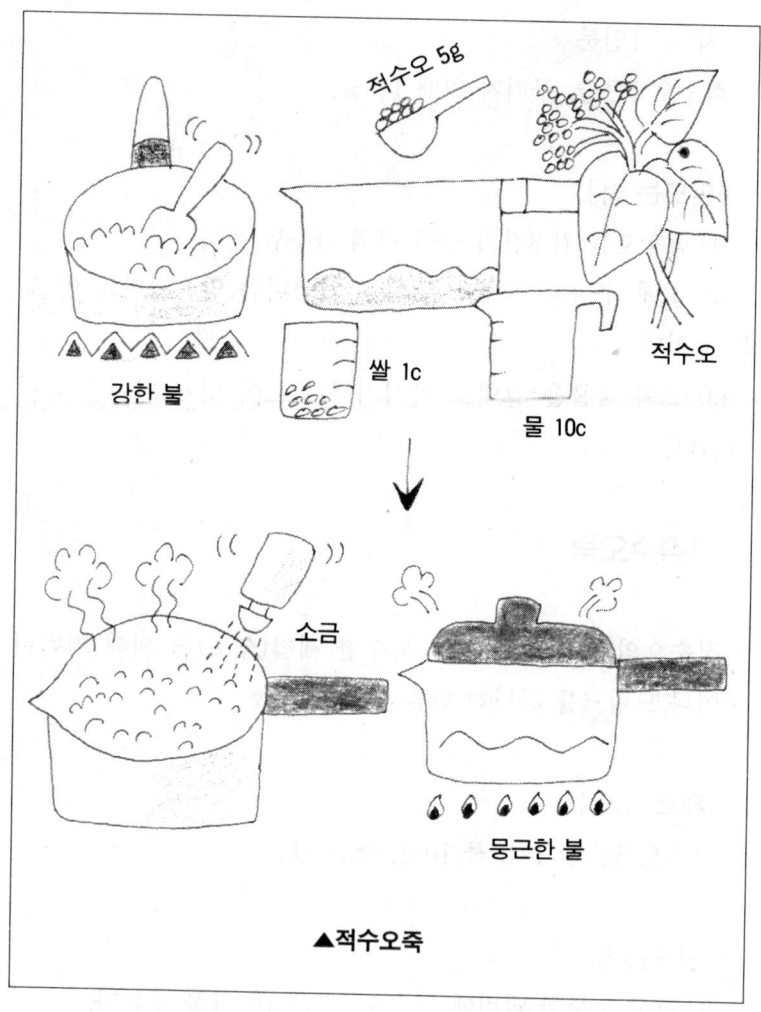

▲적수오죽

□ 적수오(赤首烏)와 흑깨의 단팥죽

적수오에 흑깨를 플러스한 단팥죽이다. 흑깨는 머리카락의 윤기를 더하고 백발에도 효과적인 식품이다.

적수오와 함께 단팥죽으로 만들면 매우 먹기 쉽고 양도 다량으로 먹을 수 있다.

또한 효과도 복합적이어서 한층 효과를 기대할 수 있다.

[재료] 1인분

적수오 15g, 흑깨 페스트 15g, 물 3컵, 벌꿀 적당.

[만드는 법]

① 적수오는 하룻밤 물에 담궈서 불려 둔다.

② 불린 적수오를 냄비에 넣고 적당량의 물을 넣어 30분 정도 끓인다.

③ ②의 우려낸 국물만을 다른 냄비에 넣고 흑깨 페스트를 넣어 끓인다.

④ 벌꿀을 ③에 넣어 당도를 맞춰서 그릇에 담아 먹는다.

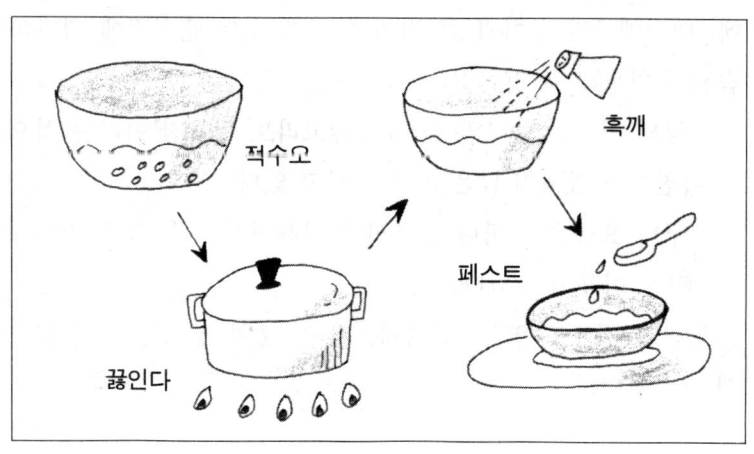

특효식 5 ☞ 후발효차(後醱酵茶)
— 전반적으로 좋지만, 특히
기(氣), 영(營), 혈(血)의 사람에게 특효 —

□ 한국인은 차를 좋아하는 민족

차는 승려들 사이에서 잠을 쫓기 위해 이용되게 되고 나서 끽다(喫茶)의 풍습은 차츰 퍼졌다.

한편 서민 사이에도 예(禮)에 입각한 다도가 아니라 안락함에, 대화에 1잔의 차가 큰 각광을 받게 되어 순식간에 끽다의 습관이 침투해 간 것이었다.

우리의 차 애호는 '열 일 제쳐놓고라도 차 1잔'이라는 식으로 아침부터 밤까지 많은 차를 마시고 있다.

더구나 요즘은 커피나 홍차까지 더해져서 매우 많은 종류의 차(茶)를 이용하고 있다.

당신의 집에도 엽차, 현미차, 커피, 홍차 정도는 있지 않을까 생각한다.

□ 독(毒)도 약(藥)도 되는 차(茶)

원래 차의 기원은 중국에서 약으로서 이용된 것으로 계곡의 나무 뿌리나 줄기, 과실, 잎, 껍질 등을 채취 건조해서 우려내 복용한 것이다.

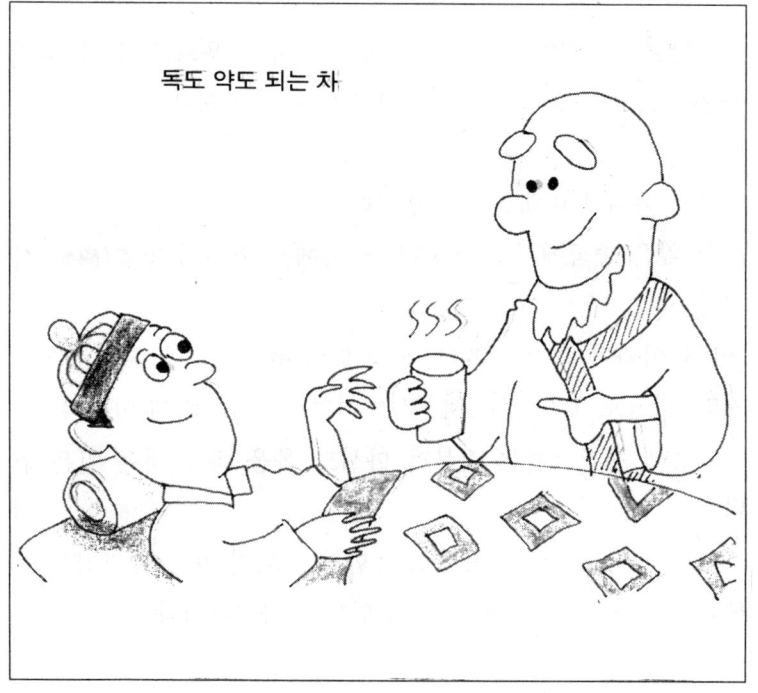

이처럼 차(茶)의 기원은 심신을 상쾌하게 하는 약이었다.
그런데 요즘은 어떤가?
차(茶)의 잎은 농약(農藥)을 잔뜩 뒤집어 쓰고 자라서 그대로 먹혀진다.

커피나 홍차에는 설탕을 많이 사용한다.

이래서는 약이 되기는 커녕, 인간의 몸은 좀 먹혀 갈 뿐이다.

□ 원점(原点)으로 돌아온 차(茶)

후발효차(後醱酵茶)는 옛날 한방에서 이용되고 있던 차의 성분과 효용을 충실히 재현하려고 연구한 것으로 마시기 쉽고 맛도 좋다.

뿐만 아니라 미네랄도 풍부하다.

차 잎은 중국에서 채취하여 흙 속에서 완전히 발효(醱酵)시킨 것이다.

덧붙이자면 녹차(綠茶)는 발효도(醱酵度) 0, 홍차는 80%이지만, 발효도 0인 녹차를 너무 마시면 몸을 차게 해 버린다.

그런데 후발효차는 아무리 마셔도 몸을 차게 하는 일은 없다.

더구나 미네랄도 다량으로 포함하고 있기 때문에 건강을 위해, 더 나아가서는 모발을 좋게 만드는 차(茶)이다.

□ 물만 마셔도 살찌는 타입의 비만(肥滿)에 좋은 차(茶)

한방에 '위내정수(胃內停水)'라는 말이 있지만 그것은 항상 위 속에 물이 찰랑찰랑거리고 있는 것 같은 상태로 이런 사람은 수분(水分)이 몸에 너무 많아서 물만 마셔도 살이 찌게 된다.

명문 비차(名門秘茶)는 이런 체내(體內)의 여분(余分)의 수분을 스무드하게 제거하기 때문에 물만 마셔도 살이 찌는 타입의 비만에는 매우 효과가 있다.

또한 이런 타입의 사람은 영양이 전신으로 퍼져 나가지 못해 모발도 트러블이 일어나기 쉬우므로 이 차(茶)로 인하여 야위어 감으로써 반대로 가늘어져 있던 모발은 반짝반짝 건강해진다.

□ 하루의 처음과 마지막에는 반드시 후발효차를 마신다

후발효차(後醱酵茶)를 효과적으로 마시기 위해서 주의해야 할 점은 첫째, 아침은 잠자리에서, 반드시 식전(食前)에 마실 것(신장의 청소를 한다).

둘째, 하루의 마지막 음식은 후발효차로 매듭지을 것(신장을 쉬게 하기 위해, 잠자기 3시간 전에는 음식은 모두 끝낸다).

이상의 2가지이다.

후발효차를 달이는 법은 간단하다.

녹차나 홍차와 마찬가지로 차관이나 소쿠리에 한 웅큼의 잎을 넣고 뜨거운 물을 따를 뿐이다. 4잔 정도 나온다.

□ 후발효차(後醱酵茶) 드링크

한방 식품과 후발효차를 사용해서 드링크를 마신다.

한방 식품과의 상승 효과를 기대할 수 있기 때문에 꼭 권하고 싶은 음료이다.

한방 식품(적수오, 귤껍질, 옥수수 수염, 뽕나무 껍질 등)은 자연미나 특약 약국에 있지만 체질에 따라 적합, 부적합이 있기 때문에 상담하기 바란다.

[만드는 법]
① 한방 식품 1큰술을 쇠조리에 넣는다.
② ①위에 동량의 후발효차를 넣는다.
③ 커피잔에 뜨거운 물을 넣고 차조리를 2~3번 담궈서 엑기스를 충분히 우려낸다.

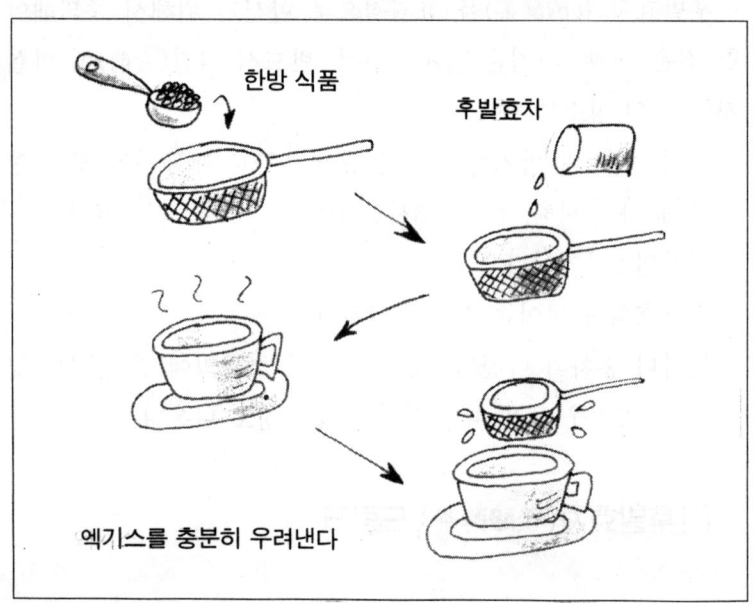

특효식 6 ☞ 연룡(蓮龍) 드링크
― 기(氣), 혈(血)에,
특히 혈의 심화(心火)인 사람에게 특효 ―

□ 연꽃 열매는 심(心)을 보완하고 위장(胃腸)을 튼튼하게 한다

연꽃 열매의 효능은 다음과 같다.

'심장(心臟)의 보료 음식(補療飲食)'으로서
 연꽃 열매 : 성(性)은 평(平). 심(心)을 보충하고, 심장(心臟)의 열을 제거하고, 정기(精氣)를 더하고, 근골(筋骨)을 강하게 하고, 또 만성장염(慢性腸炎), 신경쇠약, 유정(遺精), 불면증을 치료한다.

'비(脾), 위(胃), 대소장의 보료 음식'
 연꽃 열매 : 신선한 것은 성(性)이 평(平). 양위(養胃)와 청심(清心 ; 열사가 심포(심장의 외막)에 들어와서 일으키는 증상

의 치료)을 할 수 있다.

건조한 것은 성(性)이 온(溫). 위장과 신장을 튼튼이 한다. 정신을 진정시킨다. 기허증(氣虛症)을 보기(堡氣)한다. 열을 가라앉히고 구토를 멈춘다.

연꽃 열매의 심에는 신경에 잘 작용하는 성분과 혈액의 염증을 제거하는 성분이 있는 점에서, 한방에서는 옛날부터 여러 가지 증상의 치료에 사용되어 왔었다.

따라서 연꽃의 열매를 얼마간의 형태로 먹는 것은 심장, 위, 신장 등의 작용을 좋게 하고, 신경을 안정시키기 때문에 피로 회복에 좋고 더 나아가서는 모발의 소생이 된다.

□ 연룡 드링크는 단맛이 나는 맛있는 음료

드링크를 만드는 법은 간단하다.

연꽃의 열매 1큰술을 5컵의 물에 하룻밤 담궈 둔다.

여기에 흑룡안(黑龍眼 ; 중국산 과실, 용안을 말려서 검게 한 것. 철분을 풍부하게 포함해서 백발과 탈모에 특효가 있다. 이것도 특약약국이나 약국에서 팔고 있다) 20알을 더해서 토기 냄비에 넣고 중간 불에 15분 우려낸다. 걸쭉한 단맛이 나는 액으로 맛있게 마실 수 있다.

특히 마시는 시간이나 양은 불문이지만, 가능한 한 흑룡안(黑龍眼)을 많이 사용해서 중간 불에 장시간 조리는 편이 맛있게 된다.

□ 연꽃 열매의 죽은 모발의 노화 방지에 좋다

음료와는 달리 연꽃 열매죽은 '회춘죽'으로서 유명해서 모발의 노화방지에 도움이 된다.

연꽃 열매 중심의 푸른 연심(蓮心)째 잘게 썬 것을 1큰술, 물에 1~2시간 담궜다가 쌀에 섞어서 보통죽과 마찬가지로 지어 먹는다.

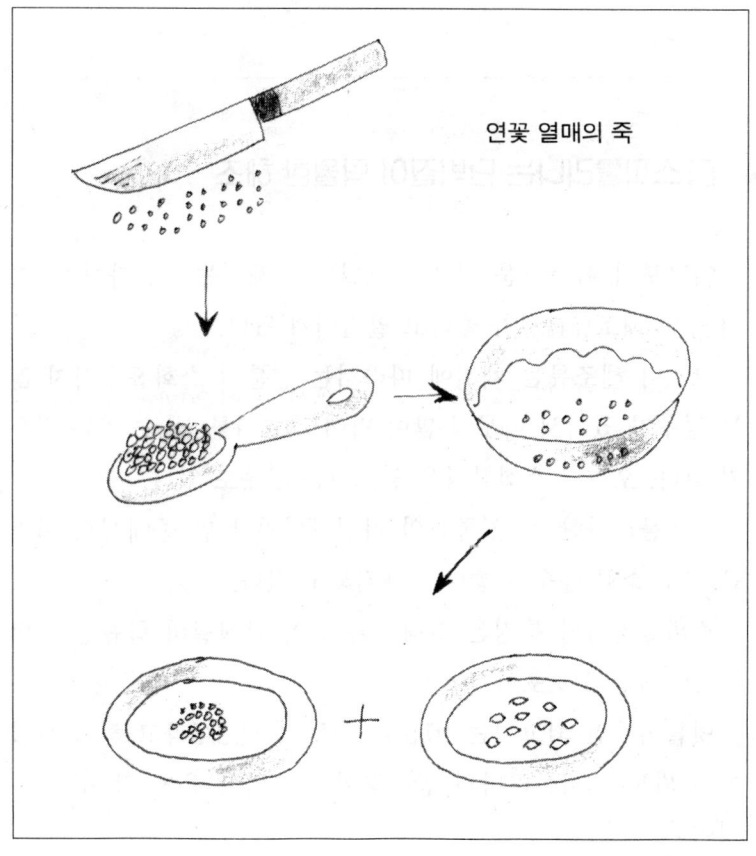

연꽃 열매의 죽

특효식 7 ☞ 스피룰리나
― 기(氣), 영(營), 혈(血)에,
특히 혈의 간목(肝木)인 사람에게 특효 ―

□ 스피룰리나는 단백질이 탁월한 해조

 옛날부터 아름다운 피부나 모발을 위해서는 김, 다시마, 미역 등의 해조(海藻)가 좋다고 일컬어져 왔다.
 그러나 해조류는 체질에 따라서는 충분히 소화흡수되지 않는 경우가 있어서 아무리 많이 먹어도 효과를 볼 수 없는 경우가 있다. 오히려 소화불량을 일으키는 경우도 있다.
 스피룰리나란 큰 청록색의 나선말이지만 말 중에서도 이것은 매우 소화 흡수가 좋다고 생각되고 있다.
 스피룰리나의 특징은 그래프와 같이 단백질의 함유량이 많은 것으로, 65% 포함되어 있다.
 덧붙이자면 쇠고기는 10.5%, 대두도 34.3%라고 하는 사실에서 봐도 스피룰리나의 함유량이 얼마나 많은지 알 수 있을 것이다.

모발은 혈액이 변화한 것. 혈액을 만들고 있는 것은 단백질. 그 단백질의 아미노산 조성과 모발의 주성분이 매우 비슷한 것이기 때문에 스피룰리나가 얼마나 모발에 좋은지, 충분히 상상이 간다고 생각한다.

□ 순도(純度)가 높은 스피룰리나를 아침·저녁 2번, 2g씩 마신다

스피룰리나라고 이름이 붙은 것이라고 뭐든지 좋은 것은 아니다. 특히 멕시코산의 무첨가품이 모발에는 좋은 것 같다.

특약점 등에서 순도가 높은 것을 선택해 준다.

이것은 매일, 아침·저녁 2번, 10알(2g)씩 마신다.

변비에 걸리기 쉬운 사람은 이것을 마시면 놀랄 정도로 많은 양의 변이 나오는 경우가 있다. 그것은 장내가 깨끗이 청소되었기 때문으로, 그 후는 쾌조가 될 것이다.

물론 이것 뿐만 아니라 다른 특효식과 병용하면 한층 효과가 올라간다.

□ 녹색 치즈, 스피룰리나

지금 미국에 있어서도 학명(學名) 스피룰리나, 멕시멈이라는 종류의 멕시코산 스피룰리나가 '녹색 치즈'라고 불려지며 붐이 일어나고 있다.

특히 스포츠 식품으로서 그 중요성이 높이 평가되고 있다.

예컨대 테니스 선수가 이 스피룰리나를 1년 간 계속 복용한 결과 비프스테이크로 근육을 만드는 것과 비교해서 소화 흡수에 부담을 주지 않고 스포츠 체력이 완성되었다고 하여 더욱 중요시 여겨지고 있다.

더욱이 스피룰리나에는 유효 미네랄이 수 없이 포함되어 있어, 이것이 백발이나 탈모의 원인인 대사 이상(代謝異常)이나 모모세포형성(毛母細胞形成) 호르몬 이상, 모발의 색소를 형성하는 멜라닌 색소 형성 호르몬의 이상을 수정하는데 도움이 되고 있다고 생각된다.

칼슘, 마그네슘, 망간, 셀레늄 등이 포함되어 있지만, 심근 경색의 원인으로서 뼈가 녹아나와 세포 내에 과잉 칼슘이 존재한다는 사실이 최근 의학계에서 문제가 되고 있다.

이것들을 치료하기 위해서는 칼슘과 길항(拮抗)하는 미네랄, 예컨대 망간, 마그네슘이라는 것이 필요해져서, 칼슘이 뼈에 고착하도록 해 나가야 한다.

이런 의미에서도 스피룰리나는 중요한 건강식품이 된다고 생각된다.

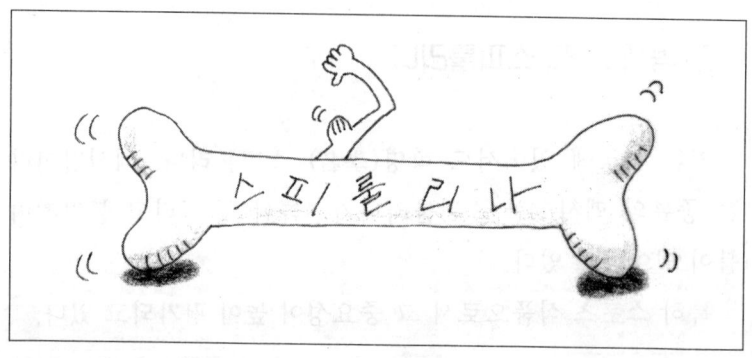

제 5 장

몸 안과 밖에서
모발을 소생시키는
심리, 체조 요법과 손질

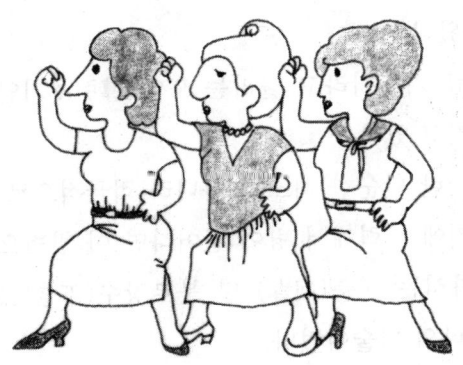

심인성 모발(心因性毛髮)의 트러블에 효과가 있는 도인 호흡법(導引呼吸法)

□ 중국의 약 2000년 전의 무덤에서 나온 건강법(健康法)

지금으로부터 2100년 전으로 추정되는 중국의 '마왕퇴(馬王堆) 3호 한묘(漢墓)'라는 무덤에서 체조(體操)같은 모습이 그려진 것이 나왔다.

이것이 의료 기술이라고 불리는 도인(導引 ; 기인 ; 氣引)이라고 일컬어지고 있다.

의료 기술이란 단순한 체조가 아니라 적극적으로 몸을 단련해서 건강유지에 노력해서 병이 일어나면 이 방법으로 치료하고, 더 나아가서는 회춘(回春) 및 불로장수(不老長壽)를 목적으로 하는 하나의 기술이었다.

그 때문에 신선술(神仙術) 등이라고 중요시되어 이 기술을 체득하기 위해서는 선인과 같이 산에 틀어박혀서 괴롭고 엄격

한 수행을 해야 했었다.

이런 수행을 쌓으면 자신의 몸을 지키는 것은 물론 자신에게 해를 주려고 하는 사람을 쓰러뜨릴 수도 있다. 즉, 무술(武術)로서도 유효한 기술이었던 것이다.

따라서 중국에서는 이런 기술들을 배우는 사람은 평화로운 세상에는 산속에 있으면서 수행을 거듭하고, 한 번 세상이 어지러우면 산을 내려와서 이 기술로 적을 쓰러뜨렸다고 한다.

□ 합기(合氣)와 도인(導引)은 관계가 깊다

도인(導引)이라는 기술이 없었던 옛날 사람들은 산속에서 곰이나 호랑이 등과 마주쳤을 때 어떻게 했을까?

정면으로 부딪치면 아무리 강력한 사람이라도 당할 수 없다.

그럼 어떻게 했을까?

아마 곰한테는 곰과 같은 자세를, 호랑이한테는 호랑이와 같은 자세를 취하고, 기합(氣合)을 넣어 상대의 반응을 보고 있었던 것이 아닐까?

개도 이쪽이 진지하게 상대를 응시하고 마주 서면 뒷걸음질 치는 법이다.

마찬가지로 산속의 맹수들도 자신들과 비슷한 모습을 하고 쫓아오는 인간에게는 기(氣)가 꺾였음에 틀림없다.

이와 같이 기합 넣는 법, 몸 자세, 공격 방법 등의 테크닉을 총칭해서 합기(合氣)라고 불렀다.

또한 동물들의 사는 법을 보고 천수(天壽)를 다할 때까지 건강하게 활동하기 위해서는 어떻게 하면 좋은지를 생각하고, 동물과 같이 몸을 눕히거나 펴거나 숨쉬는 방법을 흉내내거나 목을 구부려 보거나 한 결과, 깨달은 동작이나 호흡법 등을 도인(導引)이라고 불렀다.

합기(合氣)는 자신에게 위해(危害)를 가하는 동물로부터 몸을 지키기 위해 만든 기술, 도인(導引)은 동물을 관찰해서 그 습성(習性)으로부터 건강법을 배운 기술이다.

따라서 합기와 도인은 매우 비슷한 점이 있다.

□ 화타(華陀)가 만든 '5금(五禽) 놀이'

중국 후한 시대에 화타라는 명의가 있었다.

이 사람은 세계에서 처음 마취약을 사용한 것으로 유명한데, 또 하나 유명한 것은 '5금 놀이'라는 건강법을 생각한 점이다.

5금이란 원숭이(猿), 곰(熊), 호랑이(虎), 사슴(鹿), 새(鳥)로, 화타(華陀)는 이 동물들의 움직임과 비슷한 체조(體操)를 고안한 것이다.

이 체조를 실행한 사람들은 언제까지나 나이를 먹지 않았다고 전해지고 있다.

화타가 생각한 체조에는 합기(合氣), 도인(導引)이 가미되어 있었음에 틀림없다.

의료체술(醫療體術)의 초보 모습이 나타나 있었다고 생각된다.

 현재는 도인에서 발전한 태극권(太極拳), 도인과 안마술 등으로부터 연구된 자강술(自疆術) 등이 널리 이루어지고 있다.

□ 도인(導引)의 근본은 자연에 거슬리지 않는 것

 사전을 보면 '도인(導引)이란 대기(大氣)를 인도해서 체내(體內)로 끌어넣는 것'이라고 한다.
 그렇다면 숨을 쉬는 것이 그것일 것이다.
 그러나 단순히 숨을 쉬면 되는 것이 아님은 명백하다.

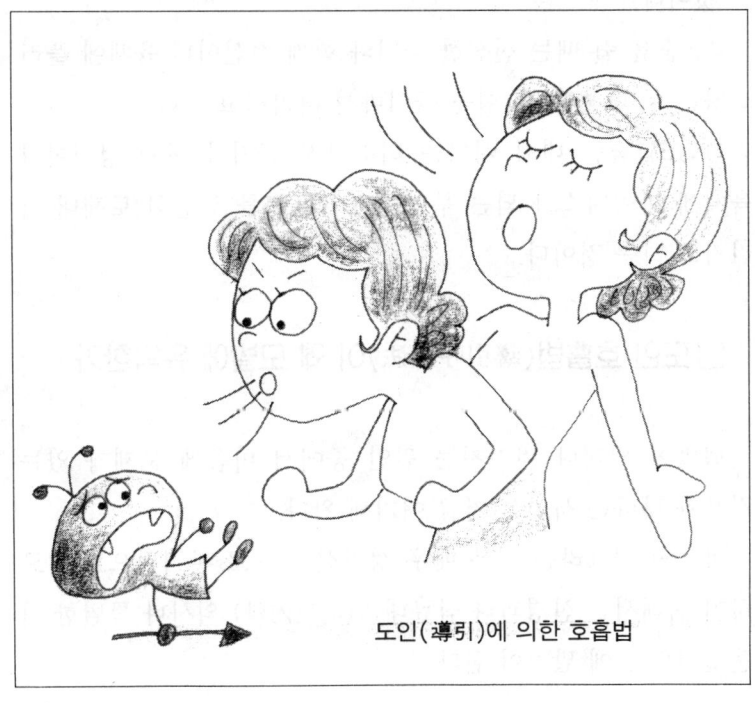

도인(導引)에 의한 호흡법

그럼 어떻게 숨을 쉬면 좋을까?

도인에 의한 호흡법이란 단지 공기를 들이마시고 내쉴 뿐인 호흡이 아니라 천지(天地)에 넘쳐흐르는 '기(氣)'를 들이마셔서 몸 구석구석까지 보내게 하는 것과 몸 속에 모인 사기(邪氣)를 모두 토해 내는 것 2가지를 완전히 실시하는 호흡을 말한다.

여기에서 '기(氣)'라는 것을 설명하기 위해서는 조금 시간이 걸리기 때문에 간단히 말하면 '기(氣)'는 공기의 기(氣)이기도 하고, 또 '병은 마음에서'의 마음이기도 하며 '원기(元氣) 왕성'의 기(氣)이기도 하다……고 하면 대충은 감을 잡을 수 있을 것이다.

즉, 숨을 쉴 때는 신선한 공기와 함께 정신이나 육체에 플러스하는 무형(無形)의 힘을 들이마셔 버리려고 한다.

그리고 숨을 내쉴 때에는 더러워진 공기와 함께 정신이나 육체에 마이너스가 되는 무형(無形)의 화를 완전히 토해내 버리자고 하는 것이다.

□ 도인 호흡법(導引呼吸法)이 왜 모발에 유익한가

백발이 되거나 벗겨지는 원인 중에서 마음에 문제가 있는 경우가 많다는 사실은 가끔 얘기해 왔다.

마음의 치료라는 것은 매우 성가신 것으로 본격적으로 치료하기 위해서는 신경과나 심료내과(心療內科) 의사나 특별한 카운셀러의 손에 맡겨야 한다.

그렇지만 모발에 영향을 줄 정도의 문제라는 것은 대부분의 경우 남한테는 말할 수 없는 경우가 많은 것이다.

첫째 누구에게 얘기해도 되는 거라면 벌써 누군가에게 얘기해서 해결책을 얻고 있을 테니까 모발이 희어지거나 빠지거나 할만큼 고민할 리가 없다.

괴로운 고민이 있을 때일수록 몸 속에는 사기(邪氣 ; 심신을 방해하는 기)가 가득하다.

우선 그것을 완전히 토해내고 건강한, 힘찬 기분을 몸에 채우는 것이 필요하다.

그렇게 하면 기(氣)가 죽은 침울한 마음이 점점 밝고 적극적인 기분(氣分)이 된다.

그렇게 되면 절망적이라고 생각하고 있었던 데에도 돌파구를 발견할 수 있거나, 사방 팔방이 다 꽉 막힌 사태에 구원의 손길이 나타나거나 하는 것이다.

왜 그렇게 되느냐 하면 도인의 호흡법에 의해 변화된 당신 자신의 '기(氣)'의 힘에 의해 그렇게 되는 것이다.

□ 도인 호흡법(導引呼吸法)의 방법

공기(空氣) 외에 천지(天地)의 기(氣)를 빨아들이기 위해서는 사심(邪心)이 있어서는 안 된다.

느긋한 마음으로 주위의 자연에 자신을 녹아들게 하는 셈으로 조용히 깊이 깊이 숨을 들이 마신다.

그리고 나서 마음껏 크게 숨을 내쉰다.

몸 속의 나쁜 것을 전부 토해내 버리는 셈으로……

자세는 서 있어도 앉아 있어도 상관 없다.

집안에서나, 공원에서나, 빌딩 옥상에서나, 어디에서나 상관없다.

전신의 힘을 빼고, 기를 쓰지 말고, 과시하지 말고, 있는 그대로의 자신을 순순이 보이는 것이 중요하다.

그리고 이 깊은 호흡을 10번에서 20번 정도 해 본다.

마음이 진정되고 초조함이나 끙끙거림이 사라져가는 듯한 느낌이 들 것이다.

이 호흡법을 계속하고 있으면 지금까지 고민하고 있었던 것이 이상하게 생각될만큼 사고 방식이 변화해 간다.

정신적인 면 뿐만 아니라 육체적으로도 공기를 깊이 들이마시는 것은 세포 하나 하나의 작용을 활발히 하기 때문에 식사가 맛있어지고 머리도 상쾌해지고 밤엔 잘 잘 수 있게 된다.

건전한 몸에 건전한 영혼이 깃든다는 속담과 같이 몸 상태가 좋아지면 시시한 고민은 사라져 버린다.

여기에서는 호흡에 대해서만 말했지만 도인(導引)의 운동법(運動法)이나 요가, 태극권, 자강술 등의 운동을 모두 하면 심신(心身)의 소생, 즉 모발 소생에 매우 효과가 있다.

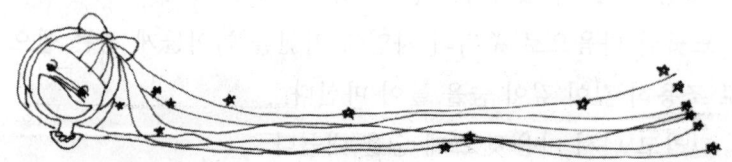

마음을 편하게 하고
피로를 풀어주는 태극봉(太極棒)

'마왕퇴(馬王堆) 3호 한묘(漢墓)'에도 그려져 있었다

　태극봉이라는 말은 귀에 익숙치 않을지도 모르지만 태극권(太極拳)이라고 하면 잘 알 것이다.
　중국으로 여행을 간 사람도 알고 있듯이, 매일 아침 중국에서는 공원이나 거리 모퉁이에 많은 사람이 모여 이 태극권을 하고 있다.
　태극권은 국가가 장려하고 있는 건강 체조(健康體操)이다.
　건강 체조라고 하기보다 본래는 무술로 의료체술(醫療體術)이라고 불린 것이었다.
　이것은 합기(合氣), 도인(導引)과 상통하는 것으로 그 근본은 하나라고 생각된다.
　그런데 태극봉은 이것도 글자 그대로 태극권과 상통하는 점이 있는 막대를 이용한 건강체술(健康體術), 건강 체조(健康體

操)라고 생각하면 될 것이다.
　앞에 서술한 '마왕퇴 3호 한묘'에서 나온 그림에는 막대를 사용하고 있는 것도 있어서 중국에서는 옛날부터 이루어지고 있었다고 생각된다.
　또한 건강을 목적으로 하는 외에도 막대를 사용하는 점에서 호신술(護身術)로서도 이용되고 있었던 것 같고, 특히 힘이 약한 여성이 숨겨 갖고 있기에 알맞았다고 생각된다.

□ 태극봉(太極棒)의 선택법

　막대는 쥐기 쉬운 굵기로, 길이는 손목부터 팔꿈치까지 정도, 즉 30~33cm 정도의 것이 사용하기 쉬울 것이다.
　앞의 44페이지 사진에서 볼 수 있듯이 태극봉의 중심구부(中心球部)에 정신을 집중하도록 해서 실시한다.
　나무의 재질은 너무 무거우면 움직임이 스무드하지 않게 된다고 하며 너무 가벼워도 운동이 잘 안 된다.
　적당한 무게가 중요한 포인트가 되기 때문에 대부분은 단풍나무 재료를 사용하고 있다.
　최근 손수건이나 타월 등을 양 손으로 잡아 당겨서 전후좌우로 움직이는 운동 등이 있지만, 이것 등도 막대를 이용하는 운동의 응용이다.
　막대는 두드리거나 몸 위를 굴리거나 여러 가지로 사용할 수 있으므로 매우 편리하다.

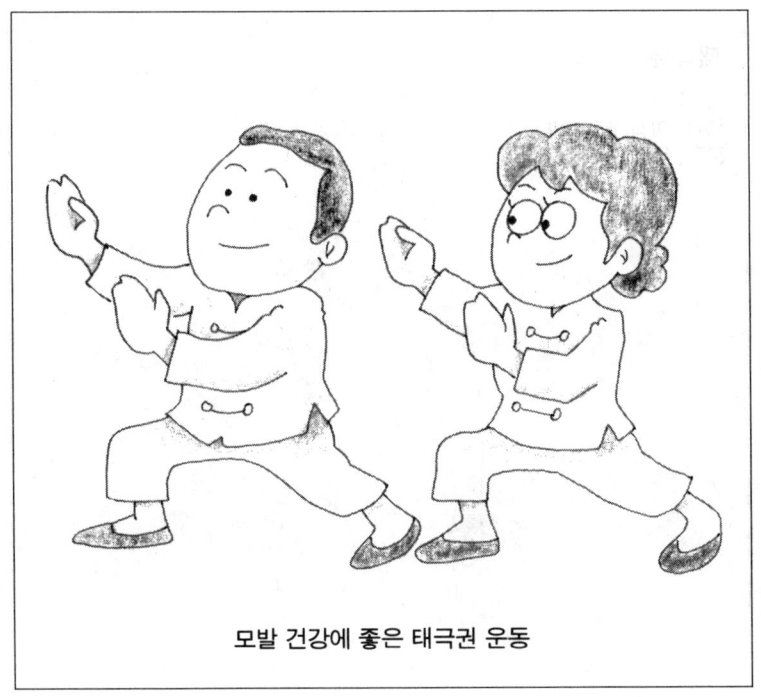

모발 건강에 좋은 태극권 운동

□ 태극봉(太極棒)의 사용법

이 운동을 하면 기분(氣分)이 완전히 안정(安定)되고 마음이 편안해진다.

따라서 심인성 모발(心因性毛髮)의 트러블에는 최고이다.

게다가 어깨결림이나 두통 등은 거짓말같이 사라져 버린다.

혈(血)이 오르기 쉬운 사람, 혈압(血壓)이 높아서 머리가 벗겨지기 쉬운 사람 등은 꼭 실행하도록 한다.

① 양 발을 어깨폭과 같은 정도로 벌리고 체중을 양 발에 똑

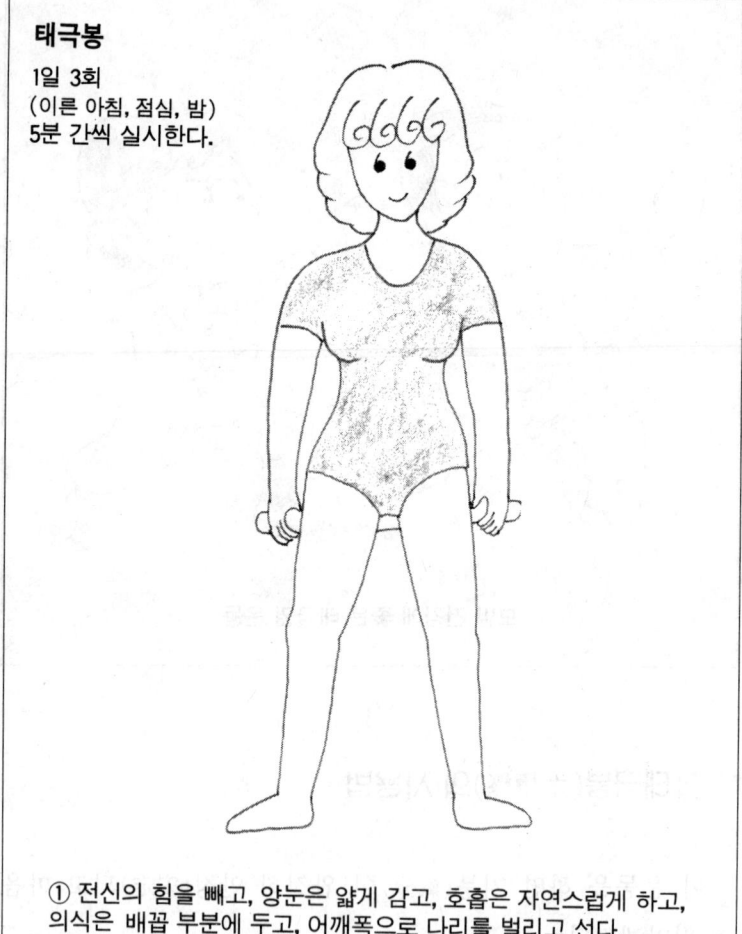

태극봉

1일 3회
(이른 아침, 점심, 밤)
5분 간씩 실시한다.

① 전신의 힘을 빼고, 양눈은 얇게 감고, 호흡은 자연스럽게 하고, 의식은 배꼽 부분에 두고, 어깨폭으로 다리를 벌리고 선다.

같이 싣고 선다.

    등골과 머리는 똑바로 하고 목의 힘은 빼고 눈을 가볍게 감는 느낌으로 깊이 숨을 마시고 정신통일을 꾀한다.

제5장 / 모발을 소생시키는 심리, 체조 요법과 손질 · 237

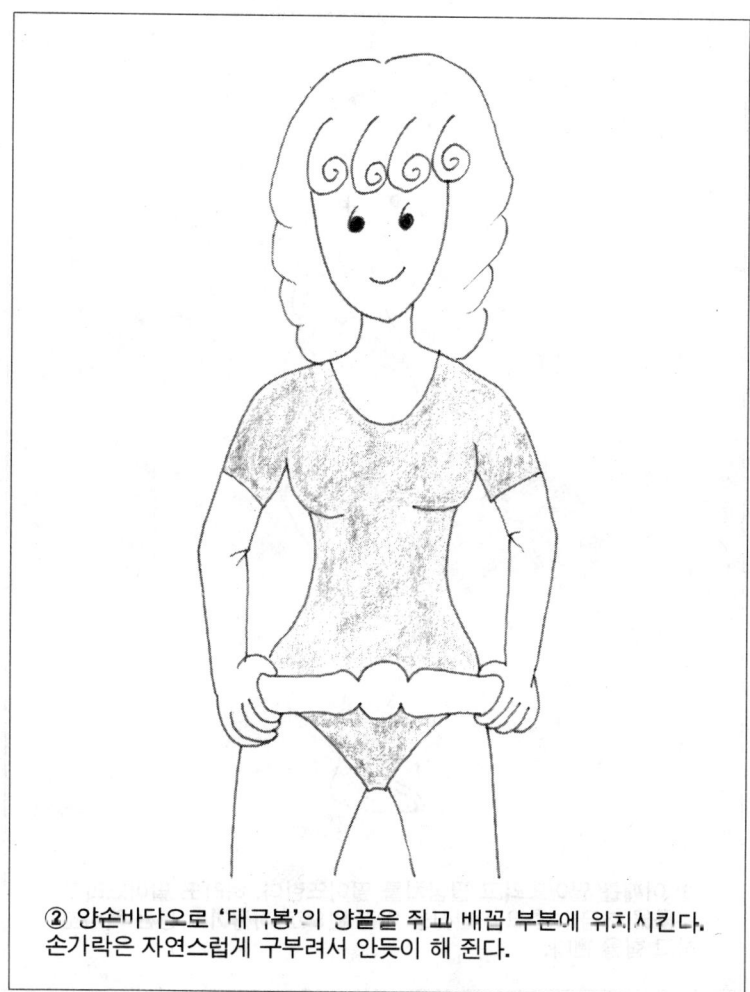

② 양손바닥으로 '태극봉'의 양끝을 쥐고 배꼽 부분에 위치시킨다. 손가락은 자연스럽게 구부려서 안듯이 해 준다.

의식은 배꼽 주변에 집중시키는 것이 좋다.

② 양 손바닥으로 태극봉의 양 끝을 쥐고 배꼽 밑에 위치하고, 손가락은 자연스럽게 안듯이 쥔다.

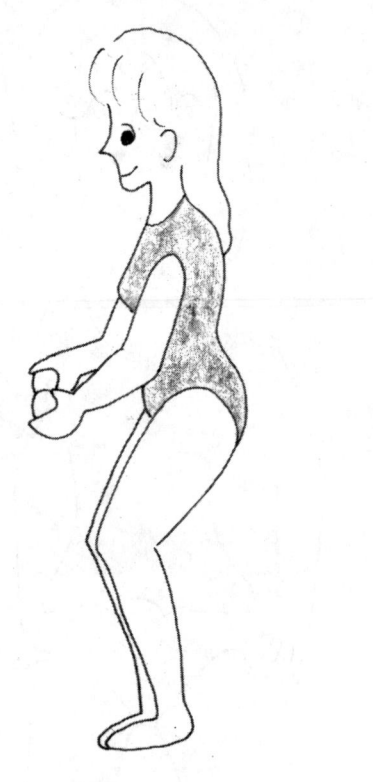

③ 어깨를 떨어뜨리고 팔꿈치를 떨어뜨린다. 허리도 떨어뜨리고 무릎을 조금 늦추고 상반신을 약간 앞으로 기울이며, 등은 똑바로 하고 힘을 뺀다.

③ 어깨의 힘을 빼서 떨어뜨리고, 팔꿈치를 당기지 않도록 주의한다.

무릎을 조금 늦추고 상반신을 약간 앞으로 기울이고, 등은

제5장 / 모발을 소생시키는 심리, 체조 요법과 손질 · 239

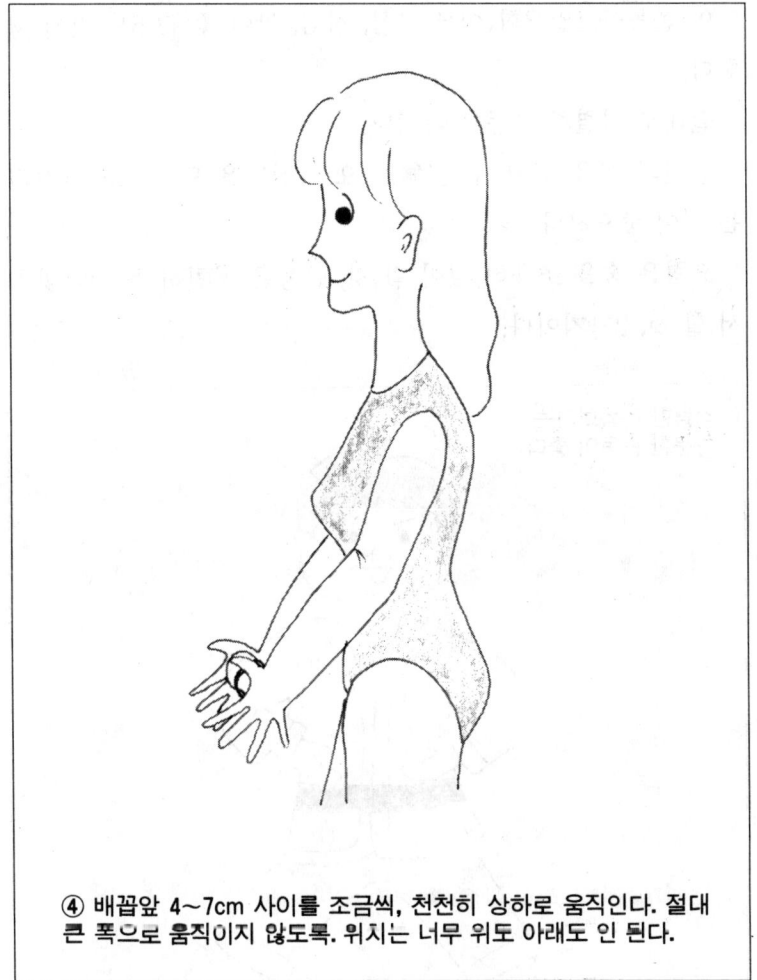

④ 배꼽앞 4~7cm 사이를 조금씩, 천천히 상하로 움직인다. 절대 큰 폭으로 움직이지 않도록. 위치는 너무 위도 아래도 안 된다.

좀 둥글게 해서 힘을 뺀다.

④ 배꼽 앞 4cm에서 7cm 정도의 사이를 천천히, 조금씩, 막대를 올렸다 내린다.

이 운동을 1일 3회(이른 아침, 점심, 밤이 좋다) 5분 간씩 행한다.

절대로 격렬한 운동이 아니다.

전신의 힘을 빼고 무언(無言)으로 잡념을 털어내고 실시하는 것이 중요하다.

요령은 숨을 조용히 깊이 쉴 것, 운동은 천천히 호흡에 맞춰서 할 것, 2가지이다.

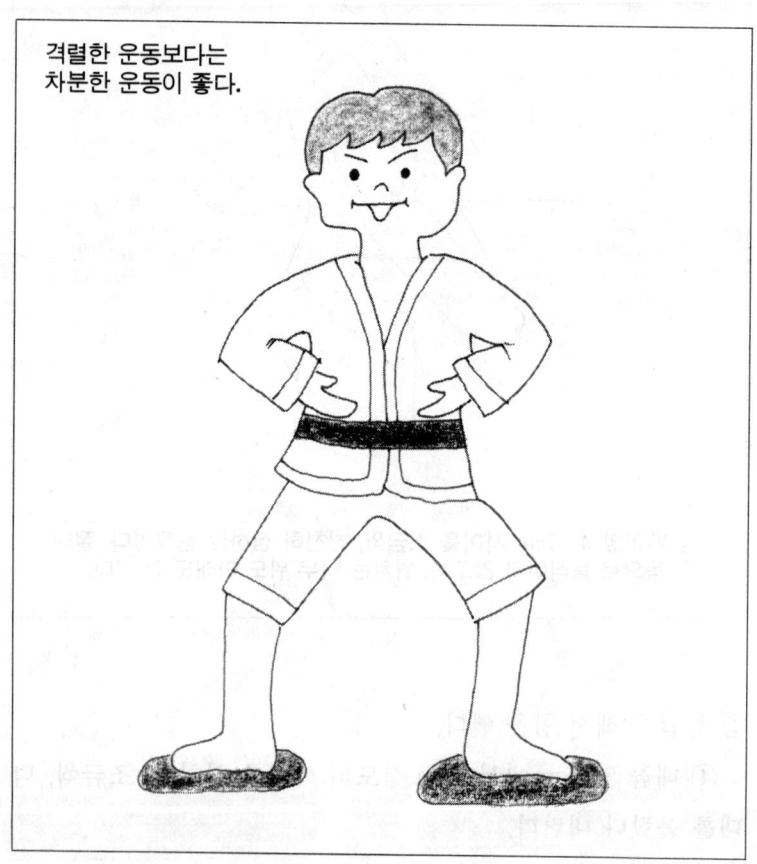

격렬한 운동보다는 차분한 운동이 좋다.

간단히, 유효하게 급소를 자극하는 한방침 자극(漢方針刺戟)

□ 해 보면 잘 알 수 있는 상쾌한 자극

42페이지와 같은 침이 많이 나와 있는 것이 한방침(漢方針)이라고 이름 붙은 독특한 급소 자극기(急所刺戟器)이다.

처음 손에 넣은 사람은 침의 뾰족함에 두려움을 느끼고 사용해 보려고도 하지 않지만 한 번 해 보면 보기 만큼의 통증도 없고, 그 상쾌함에 고질이 되어 몸 여기 저기를 때리기 시작하는 형편이다.

이것을 만들어 낼 때까지는 재질, 피부에 대한 감촉, 쥔 느낌, 손잡이의 길이와 효과에 대한 관계 등 여러 가지 시행착오를 겪어 왔다.

현재의 것은 일단 제조건을 만족시키고 있다고 생각한다.

손잡이의 길이에 따라 아주 적은 힘으로도 침 끝은 큰 자극이 된다.

또한 침이 몇 개나 있기 때문에 급소를 대강 파악하면 되므로 어려운 급소도(急所圖)는 필요없을 정도이다.

□ 정발한 채 헤어 스타일을 무너뜨리지 않고도 한방침 자극이 가능하다

지금까지의 브러싱이라고 하면 모발을 묶어 올리고 있는 형태는 물론 세트한 머리도 일단 백지화해 두어야 했었다.

이 한방침은 사진과 같이 침이 있는 곳은 아주 조금이기 때문에 세트한 위나 묶어 올린 위나 괜찮다.

이것은 항상 어디서나 할 수 있다는 얘기다.

큼직한 가방이라면 장소를 불문하고 넣을 수 있기 때문에 여행지나 아무데나 가져 갈 수 있고 뜨거운 물에 씻으면 항상 청결하다.

□ 마그네트가 내장되어 있다

한방침에는 마그네트가 내장되어 있다.

그 때문에 혈행(血行)을 좋게 하고 말단의 혈액순환을 양호하게 한다.

또한 고무와 폴리카보네트 소재는 탄력이 풍부하기 때문에 가볍게 치는 것만으로도 몸의 각 조직에 좋은 자극을 준다.

자극하면서 스스로 세기를 조절할 수 있으므로 장소에 따라, 그 날의 몸 상태에 따라 어떻게도 자극을 바꿀 수 있다.

□ 침과 마사지 양쪽의 효과를 기대할 수 있다

침이나 마사지는 몸 상태를 가다듬는데도, 또 두발을 위해서도 매우 유효한 수단이다.

그러나 침은 전문 침구사에게 가야 하고, 마사지를 하기 위해서도 손가락을 더럽힌다든가 손이 피로하다 등의 마이너스 면이 있다.

이 한방침은 아무데도 가지 않아도 되고, 손가락도 더럽히지 않고, 힘도 들이지 않으면서 침과 마사지의 양쪽 효과를 모두 갖추고 있다.

□ 5장 6부(五臟六腑)의 정기(精氣)는 모두 머리로 올라간다

한방에서는 전신의 병을 두부에 자극을 줌으로써 치료하는 방법이 연구되고 있다.

한방 최고(漢方最古)의 문헌인 「황제내경소문(皇帝內經素問)」에서도 '5장 6부의 정기는 모두 머리로 올라간다'고 말하고 있지만 이것은 대뇌피질(大腦皮質)의 기능국위(機能局位)에 따라서 인체 각처의 운동, 지각(知覺), 내장 등의 기능의 저하 이상이 두피(頭皮) 표면에 '통증'으로서 위험신호를 내고 있다는 것이다.

자신의 머리를 손가락으로 눌러 보면 잘 알 수 있다고 생각하지만 두피에서 아프게 느끼는 부분과 그렇지 않은 부분이 있을 것이다.

또한 물렁물렁한 부분과 조여 있는 부분도 있을 것이다.

통증을 느끼는 부분이나 물렁물렁한 부분은 위험신호를 내고 있는 곳이다.

위험신호를 내고 있는 부분에 한방침으로 자극을 줌으로써 모발의 트러블은 물론 내장에까지 좋은 효과를 보인다.

특히 말단의 모세혈관에 적당한 자극을 주어 회춘시킴으로써 전신의 혈액순환을 왕성하게 한다.

□ 머리에는 온몸의 반응점(反應点)이 있다

머리에는 다음 그림과 같이 대뇌피질(大腦皮質)의 반응점이 많이 있다.

머리의 크기는 각자 다르기 때문에 자극점도 다르지만, 머리의 적당한 자극(刺戟)은 몸 전체를 좋게 한다는 사실을 알았을 것이다.

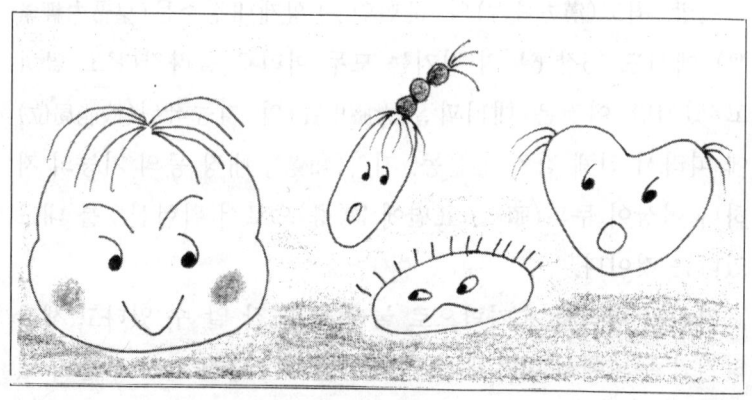

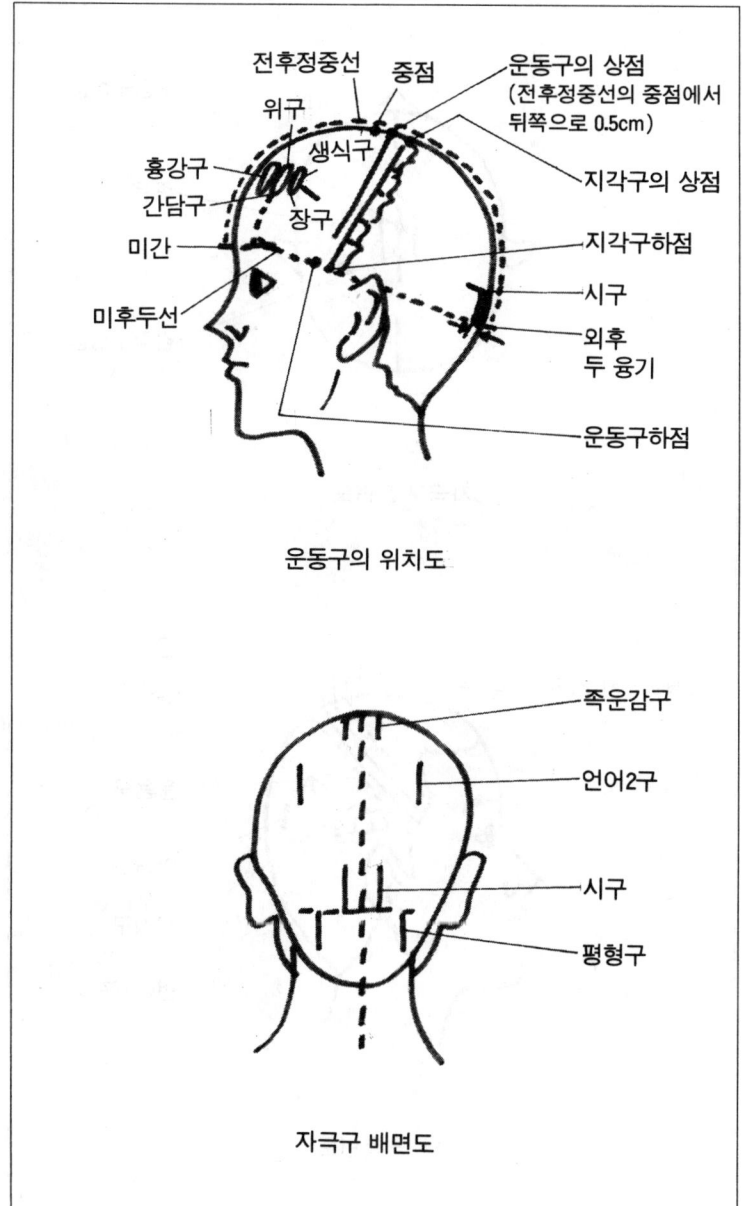

제5장 / 모발을 소생시키는 심리, 체조 요법과 손질 · 245

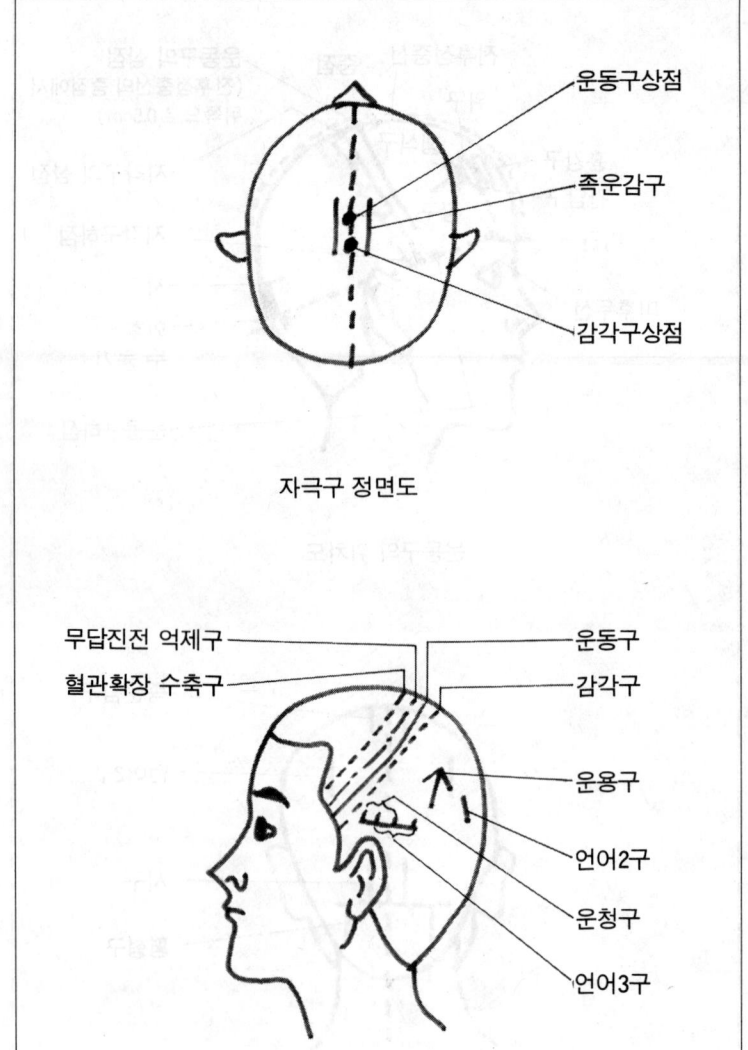

□ 한방침(漢方針)의 사용법

타법(打法)

머리 전체를 리드미컬하게 가볍게 쳐 가는 방법이다. 그림과 같이 차례차례로 쳐가면 개운하고 상쾌한 기분이 된다.

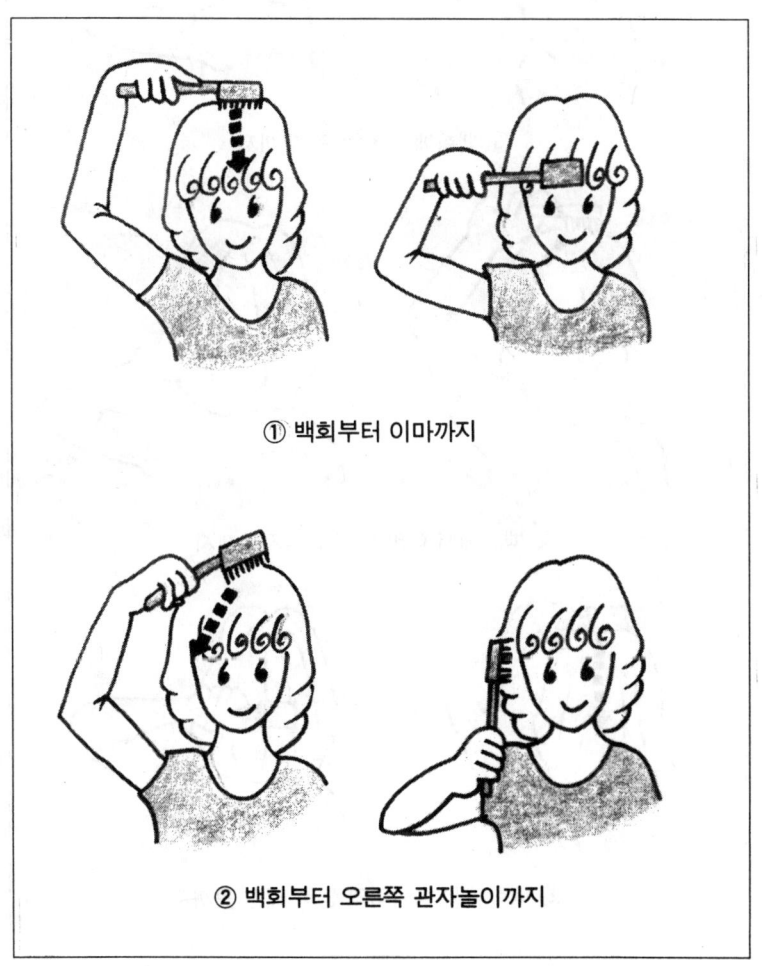

① 백회부터 이마까지

② 백회부터 오른쪽 관자놀이까지

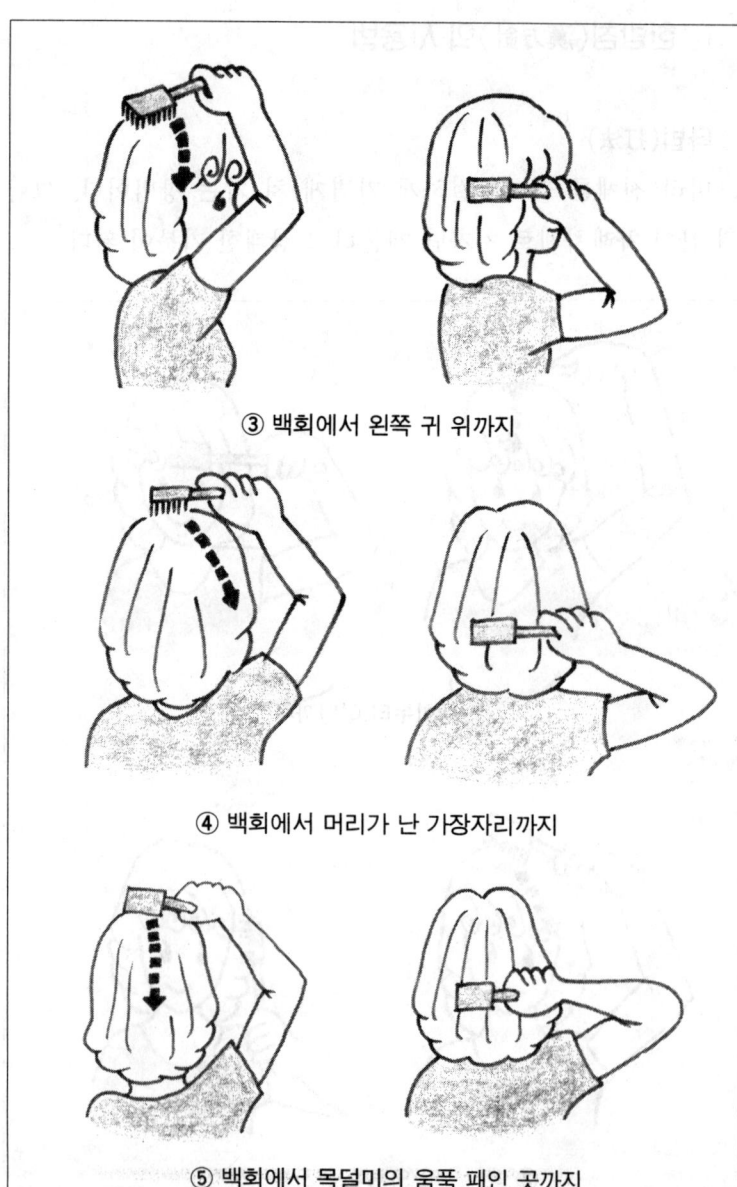

③ 백회에서 왼쪽 귀 위까지

④ 백회에서 머리가 난 가장자리까지

⑤ 백회에서 목덜미의 움푹 패인 곳까지

제5장 / 모발을 소생시키는 심리, 체조 요법과 손질 · 249

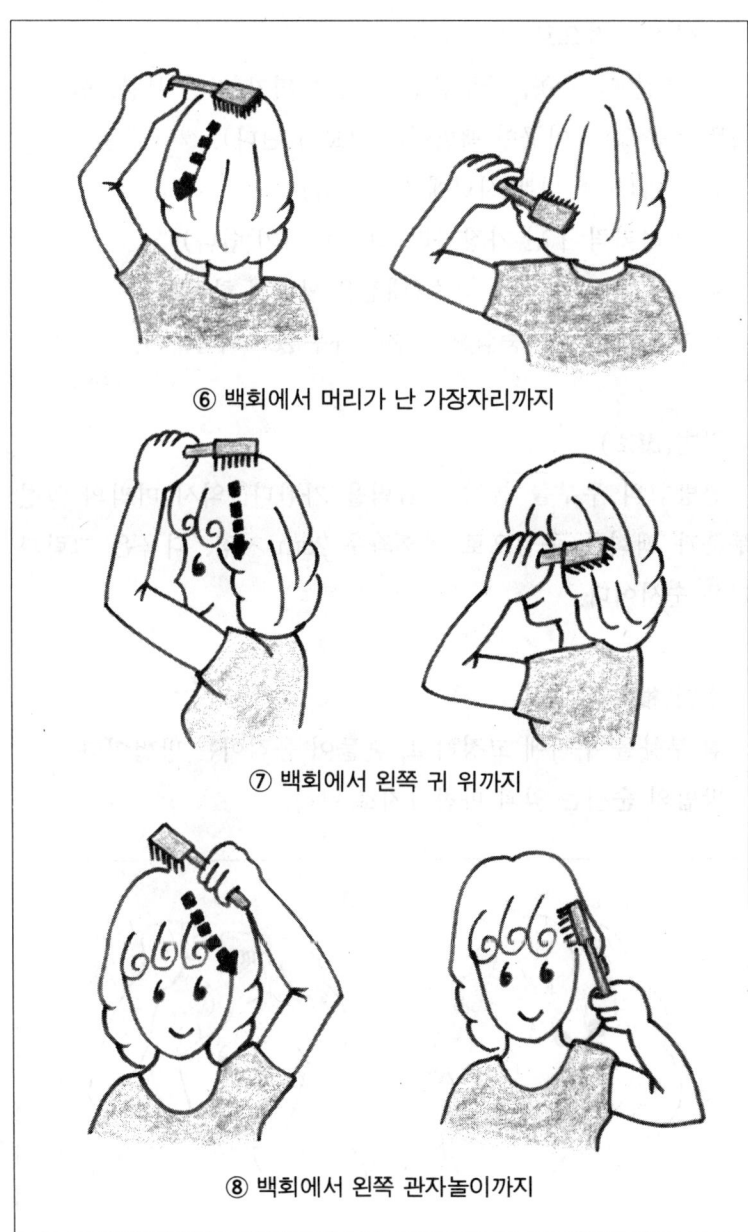

⑥ 백회에서 머리가 난 가장자리까지

⑦ 백회에서 왼쪽 귀 위까지

⑧ 백회에서 왼쪽 관자놀이까지

특히 중점적으로 하는 곳은,

① 우선 아픈 곳, 물렁물렁한 곳(두피가 약한 부분, 혈행이 나쁜 부분으로, 이곳이 백발이나 탈모가 된다).
② 이마(눈이 나쁜 사람에게 효과적).
③ 머리카락이 난 가장자리(백발이 나기 쉽다).
④ 두정에 있는 백회 급소(내장을 활발히 한다).
⑤ 백회(百會)를 중심으로 전후좌우 2cm의 4군데.

압법(壓法)

한방침의 두부를 눌러서 압력을 가한다. 역시 머리의 약한 부분과 백회를 중심으로 전후좌우 2cm 지점. 다음은 그림과 같은 순서이다.

추법(推法)

침 부분을 두피에 고정하고, 흔들어 움직이는 방법이다.
방법의 순서는 앞과 마찬가지로 한다.

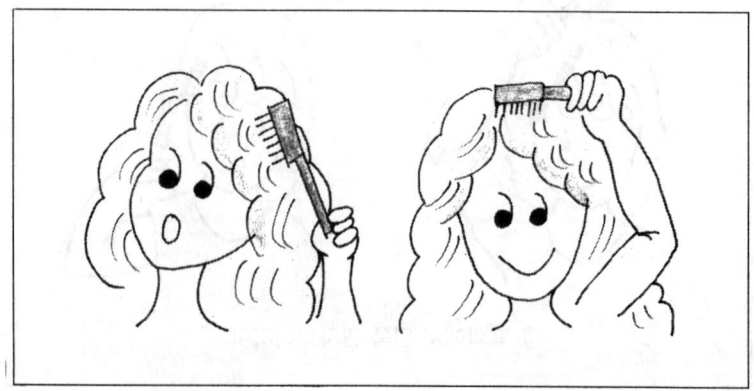

모발의 트러블이
가벼운 사람에게 좋은 브러싱

□ 브러시는 천연 멧돼지털이 좋다

한방침에 의한 자극은 급소를 상당히 세게 자극하기 때문에 백발, 탈모가 심해진 사람에게 효과적이지만 그다지 심하지 않은 사람은 브러싱만 해도 효과가 있다.

단, 브러시는 천연 멧돼지털의 것을 시작하도록 한다. 멧돼지털의 지분이 모발에 광택을 주고 이 털의 딱딱함이 두피에 상쾌한 자극이 된다.

방법은 간단하다. 살갗을 다치지 않도록 가볍게 모발을 어루만지는 느낌으로 문지른다.

이것은 모발의 광택을 늘릴 뿐만 아니라 머리의 체액(體液)을 흘려서 부종을 제거한다.

또한 브러싱한 후는 조금의 두통이나 몽롱함이 제거되어 기분이 상쾌해지는데 놀랄 것이다.

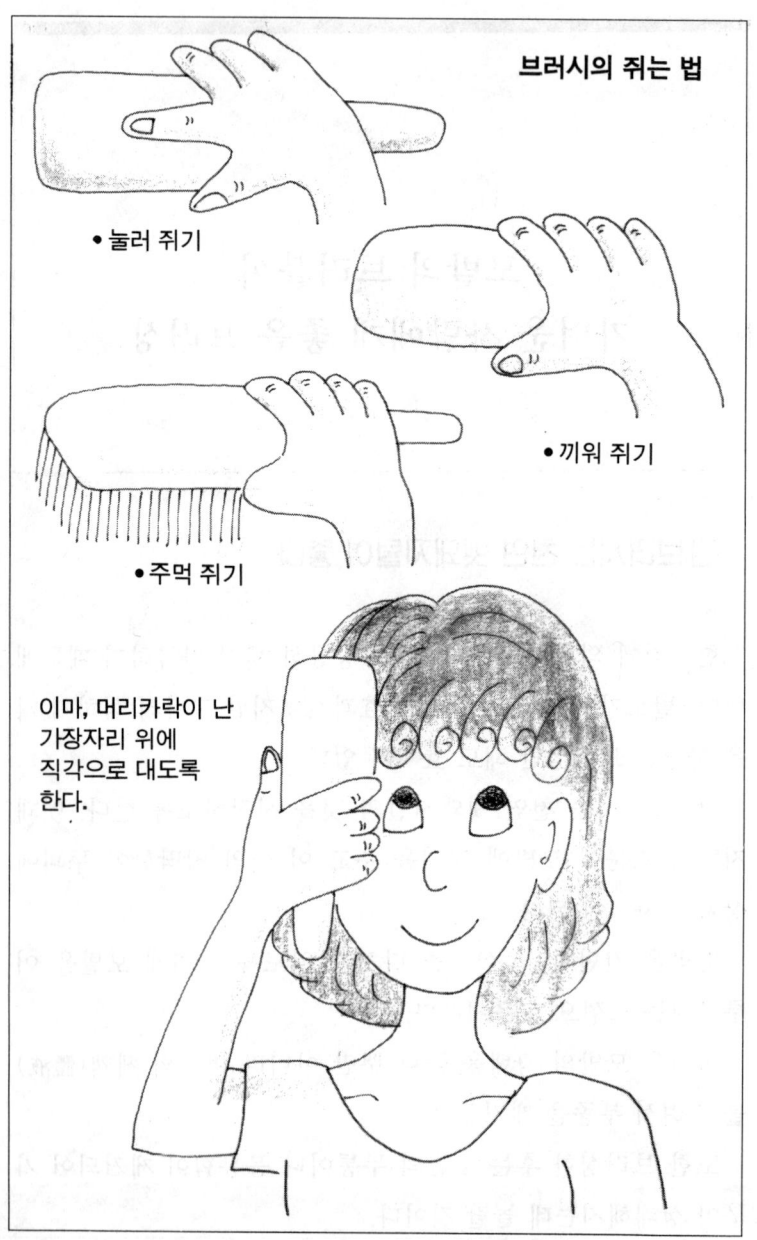

세발(洗髮 ; 머리를 감는 일) 전에 브러싱하면 살갗의 비듬이나 더러움을 뜨게 해서 샴푸의 효과가 보다 올라간다.

□ 브러시는 청결하게 해서 사용한다

사용 후는 작은 포크로 빗는다. 브러시를 씻을 때는 샴푸를 녹인 물에 씻은 다음 미지근한 물에 헹구어 잘 닦은 후 그늘에 말린다.

가제를 물려 사용하는 것도 좋을 것이다.

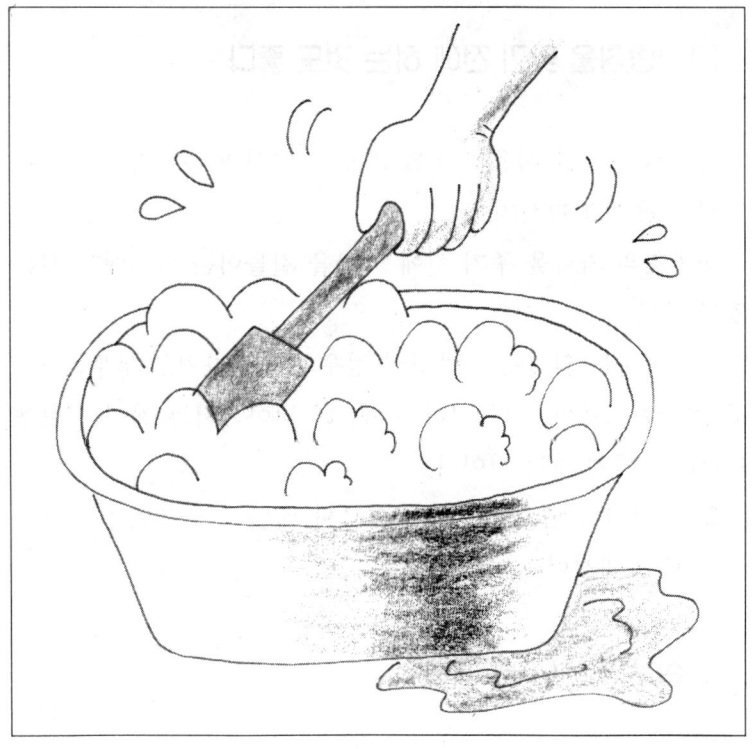

도구의 필요없이 지압 효과가 있는 손가락 마사지

□ 한방침을 맞기 전에 하는 것도 좋다

특수한 도구를 사용하지 않고 당신 자신의 손가락으로 하는 지압이 손가락 마사지이다.

한방침의 자극을 주기 전에 자극을 길들이는 의미에서 하는 것도 좋다.

마사지하는 의미는 한방침의 경우와 마찬가지로 두부(頭部)를 자극함으로써 보다 머리 전체, 더 나아가서는 전신의 혈행(血行)을 좋게 하는 것이다.

또한 머리의 급소를 자극함으로써 백발이나 탈모를 예방하는 데도 효과적이다.

□ 샴푸나 헤어 팩 때에

팩제(劑)를 두피(頭皮)에 문지를 때나 샴푸를 할 때 이 손가락 마사지를 한다.

방법에는 다음과 같은 몇 가지가 있다.

지그재그 마사지

손가락의 볼을 지그재그로 움직여서 백회(百會)부터 이마 중앙으로, 백회에서 관자 놀이로, 백회에서 측두부(側頭部)로, 백회에서 귀 뒤로, 백회에서 목덜미의 움푹한 곳으로 마사지해 간다.

손바닥 마사지

손가락의 볼과 손바닥으로 두피(頭皮)를 문지르는 방법이다.

전두부(前頭部)를 두정(頭頂)부터 머리털이 난 가장자리로, 후두부(後頭部)를 두정에서 머리털이 난 가장자리로 이동해 가며 마사지한다.

패팅

손가락의 볼로 머리 전체를 가볍게 탁탁 두드린다.

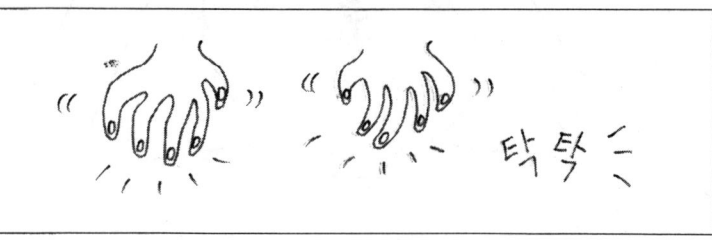

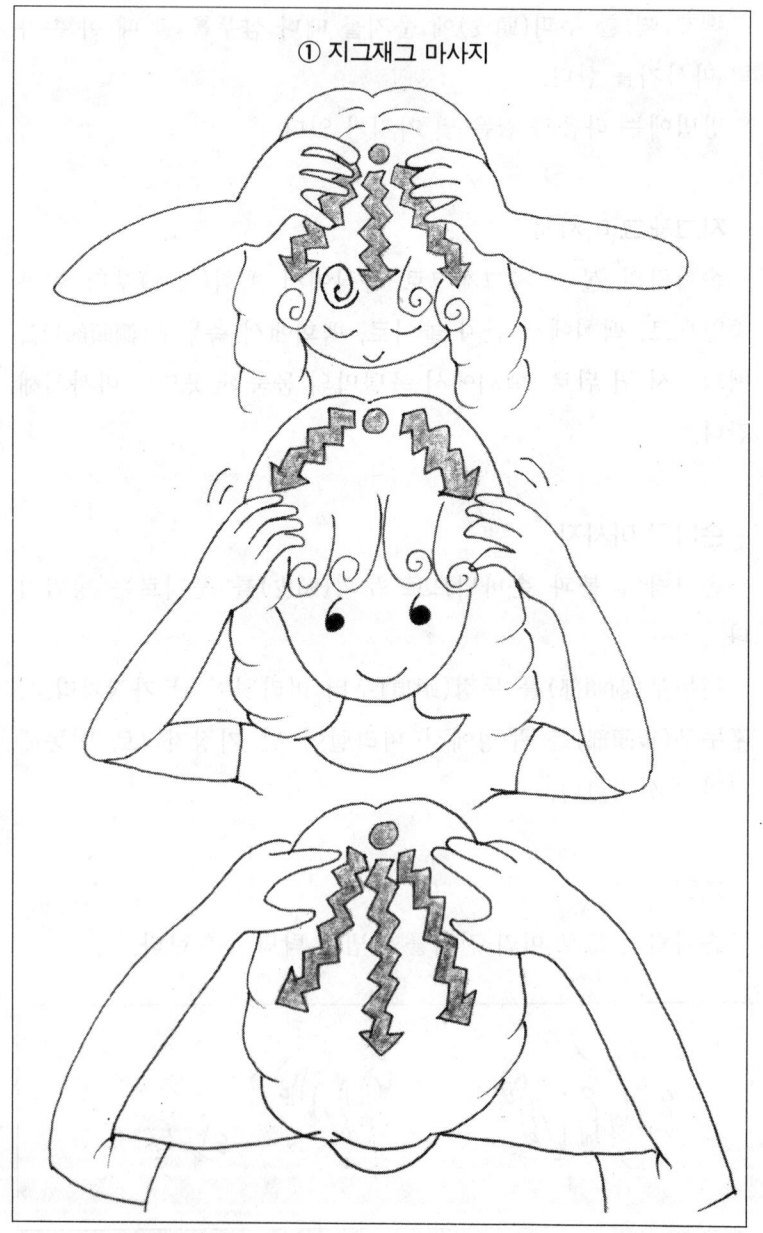

제5장 / 모발을 소생시키는 심리, 체조 요법과 손질 · 257

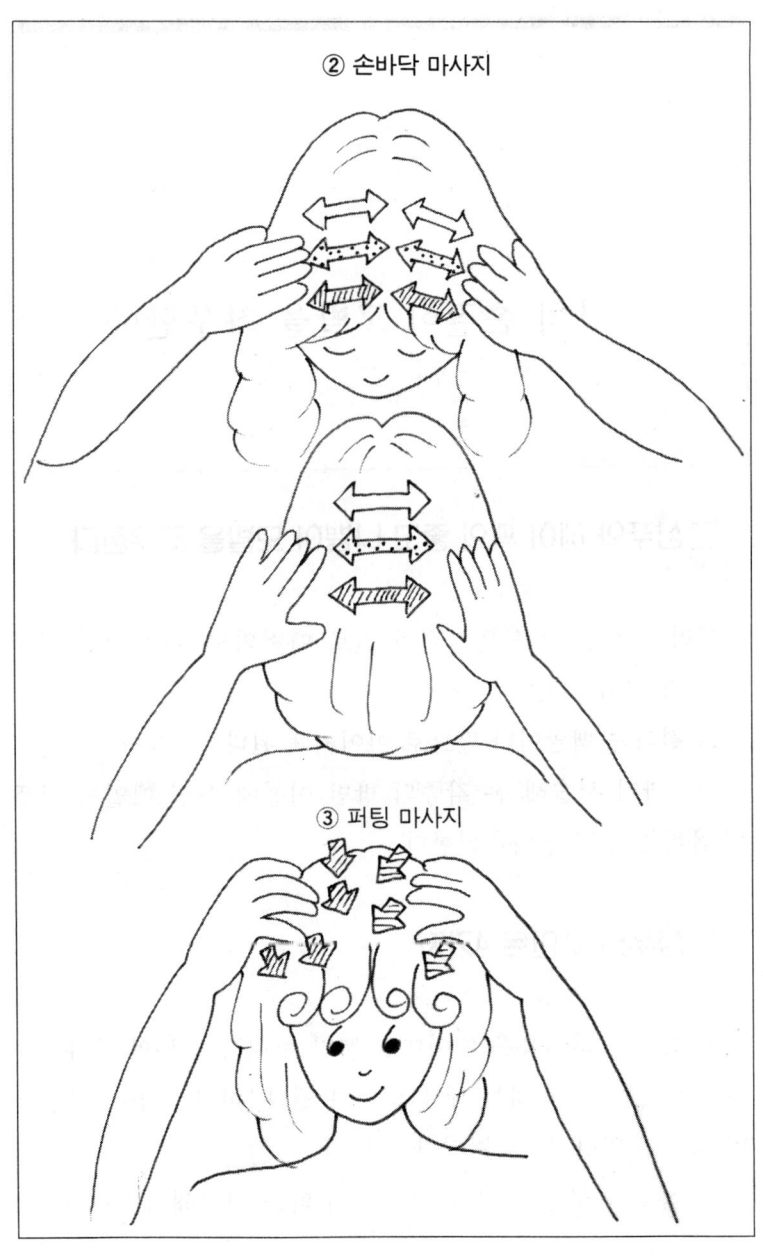

일상의 손질이 모발을 좌우한다

□ 샴푸와 헤어 팩의 좋고 나쁨이 모발을 좌우한다

머리를 감는 것은 일상적인 일로 매번의 샴푸는 자칫 적당히 하기 쉬워진다.

그 결과는 백발이나 탈모로 이어지게 된다.

지금까지 서술해 온 각종의 방법 이전에 우선 매일의 샴푸의 올바른 방법을 마스터한다.

□ 샴푸의 포인트 4가지

① 샴푸는 더러움을 떨어뜨릴 뿐만 아니라 두부의 마사지를 해서 혈행을 좋게 하는 데에 의미가 있다. 마사지 없는 샴푸는 반 효과가 없다고 할 수 있다.

② 샴푸가 모발에 남아 있으면 두피를 자극해서 빠지기 쉬

워지고 모발이 불그죽죽해진다.
 헹굴 때는 정성껏, 지나칠 정도로 충분히 잘 헹궈 준다.
 ③ 세발 횟수는 연대에 따라 달라야 한다. 일단 표준은 다음과 같다.
· 10대 —— 매일
· 20대 —— 2일에 1번
· 30대 —— 3일에 1번(여름은 2일에 1번)
· 40대~50대 —— 4일에 1번(봄, 여름은 3일에 1번)
· 60대 이상 —— 5일에 1번(봄, 여름은 4일에 1번)

특히 이 횟수는 지금까지 일반적으로 일컬어져 온 횟수보다 많다고 느끼게 될지도 모르지만 현대의 생활 환경이나 식생활을 생각하면 이 정도 감지 않으면 더러움이 떨어지지 않는다.
 ④ 특히 더러움이 심할 때는 2번 감아 준다. 1번으로는 더러움을 다 제거할 수 없다. 1번째의 세발은 모발에 부착한 더러움을 없앨 수 없기 때문에 2번째의 샴푸로 두피의 더러움을 잘 마사지해서 비듬을 씻어내고 구석구석까지 청결히 한다. 더러움이 탈모를 촉진하는 경우도 많다.

□ 두피에는 3가지 타입이 있다

노말 타입
모발에 퍼석거림이 없고 항상 촉촉한 타입.

건성 타입

모발이 항상 퍼석퍼석하고, 윤기나 광택이 없는 타입.

지성 타입
샴푸하고 나서 3시간도 지나지 않았는데 벌써 끈적끈적한 타입.

대개 이상의 3가지 타입으로 나눠진다고 생각한다.

샴푸와 팩을 이 타입에 맞춰서 하면 지금까지의 샴푸 후보다 훨씬 좋은 상태의 모발이 될 것이다.

□ 노말 타입의 샴푸와 헤어 팩

① 세발 전에 브러싱
헤어 브러시에 가제를 물려서 모발을 잘 빗는다.

② 손가락 마사지로 헤어 팩
헤어 팩제를 각설탕 2개분 정도 녹여서 모발을 조금씩 나누면서 두피에 빠짐없이 바른다. 앞(p.256)의 그림과 같이 마사지한다.

③ 약 10분 간 스팀
특제 비닐캡을 뜨거운 스팀 타올로 머리 전체를 감싼 위에 뒤집어쓰고, 그대로 욕조에 잠기거나 몸을 씻도록 한다.

④ 팩제를 씻어낸다.

⑤ 샴푸
약 40도(체온 정도)의 물에 감는다. 샴푸는 잘 거품내서 사용한다.

⑥ 두피 마사지
⑦ 헹구기
⑧ 모발을 말린다.

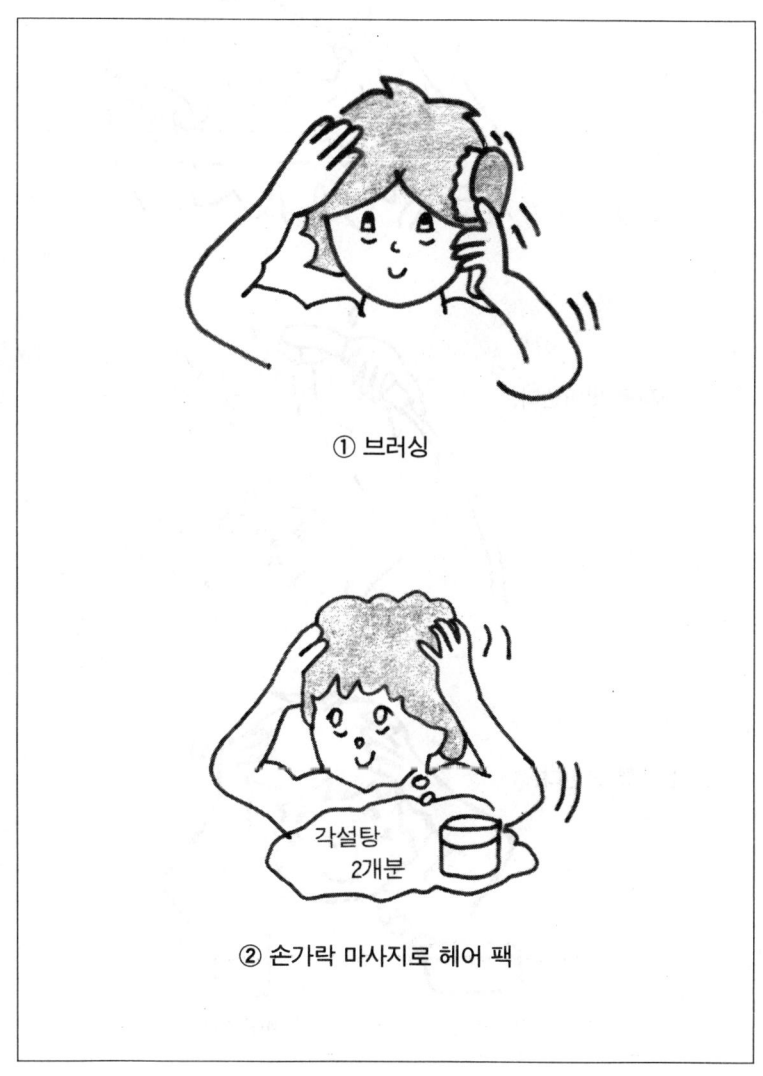

① 브러싱

② 손가락 마사지로 헤어 팩

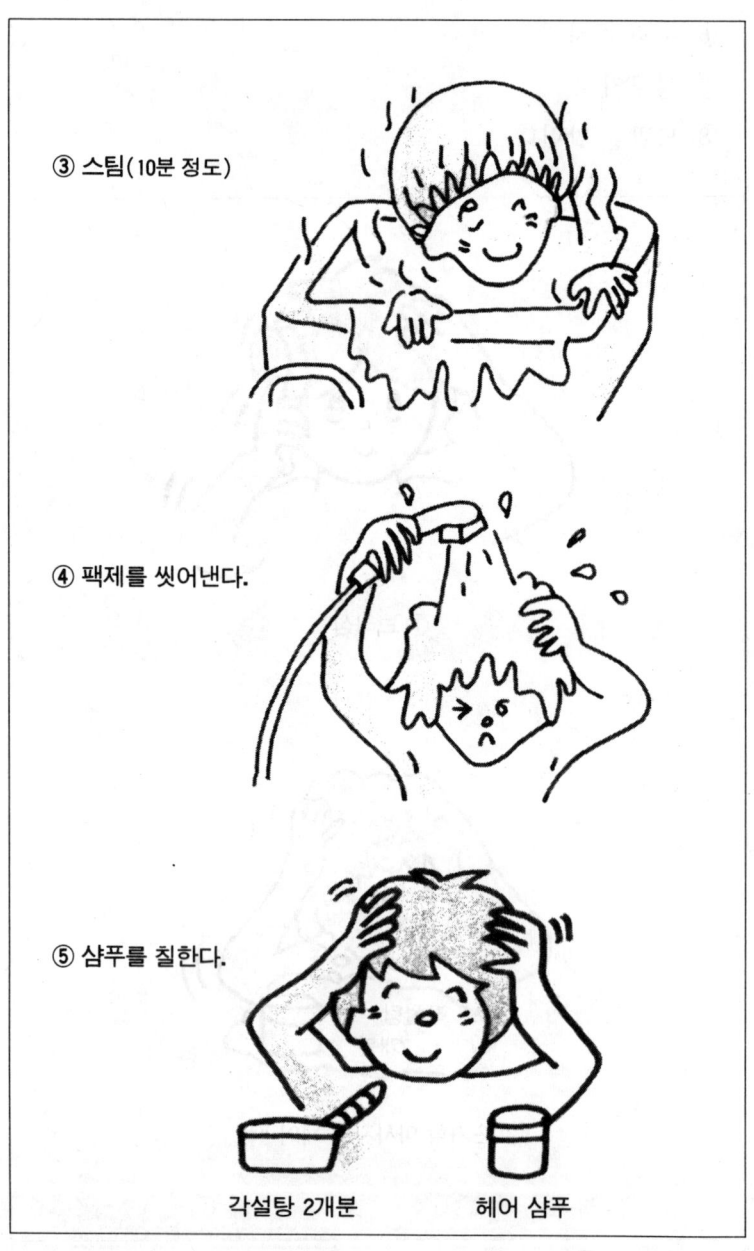

제5장 / 모발을 소생시키는 심리, 체조 요법과 손질 · 263

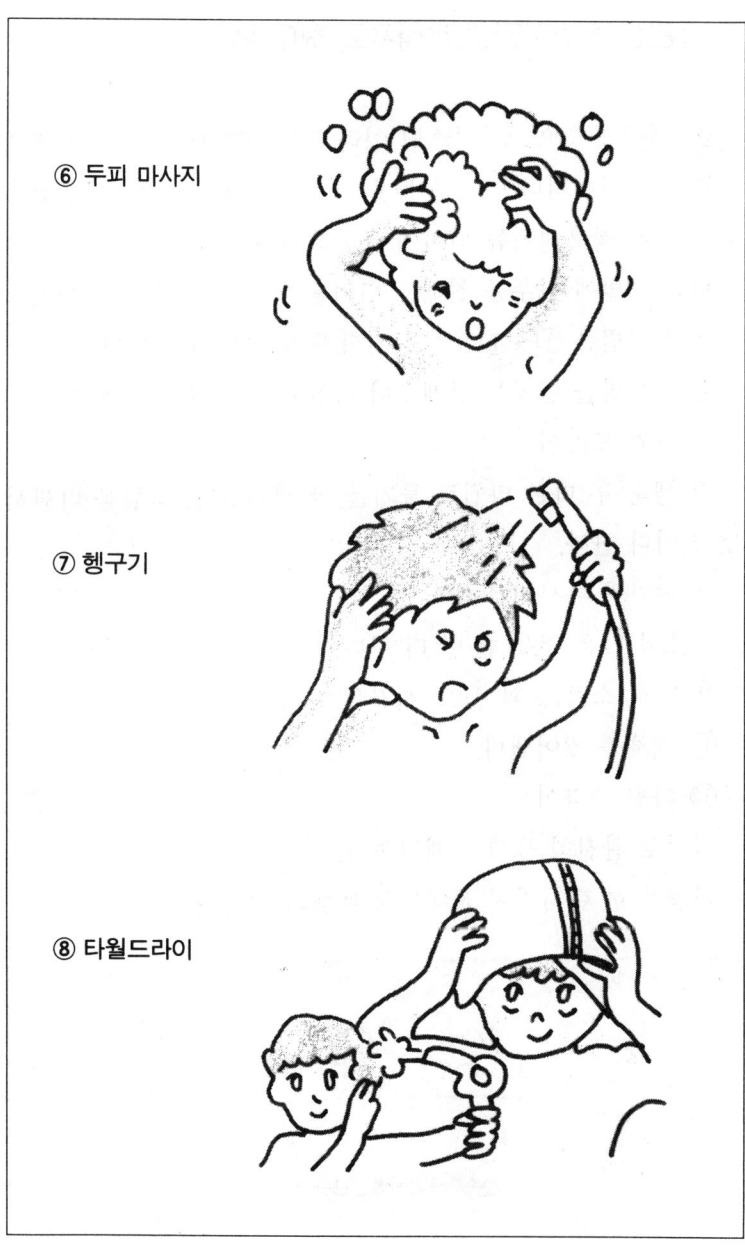

⑥ 두피 마사지

⑦ 헹구기

⑧ 타월드라이

□ 건성(乾性) 타입의 샴푸와 헤어 팩

260페이지 ③에서도 '스팀'이라고 있지만 머리를 감기 전에 모발을 스팀하거나 뜨거운 물을 끼얹어서 잘 적시는 것은 샴푸를 충분히 작용시키는 의미에서 중요한 일이다.

마른 모발에 샴푸를 칠해도 더러움은 잘 떨어지지 않는다.

샴푸 방법은 ①~⑦의 헹구기까지 노말 타입과 같다.

⑧의 모발을 말리는 단계부터 다음과 같이 주의한다.

⑧ 타월 드라이

잘 헹군 후 마른 타월로 물기를 잘 제거한다. 타월을 바꿔서 몇 번이나 한다.

⑨ 손가락 마사지로 헤어 팩

②와 같은 것을 한 번 더 한다.

⑩ 다시 스팀(③과 동일. 시간은 3~5분)

⑪ 팩제를 씻어낸다.

⑫ 타월 드라이

타월로 완전히 물기를 제거한다.

가능한 한 단시간에 끝내도록 재빨리 닦는다.

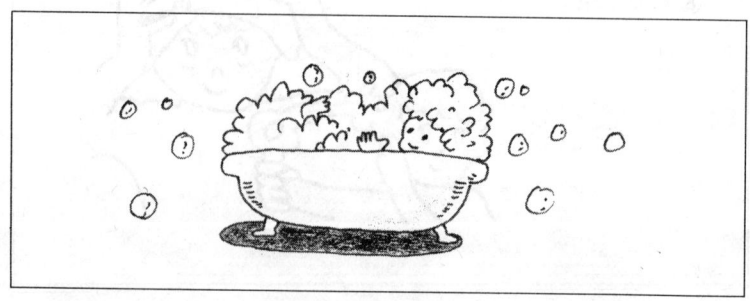

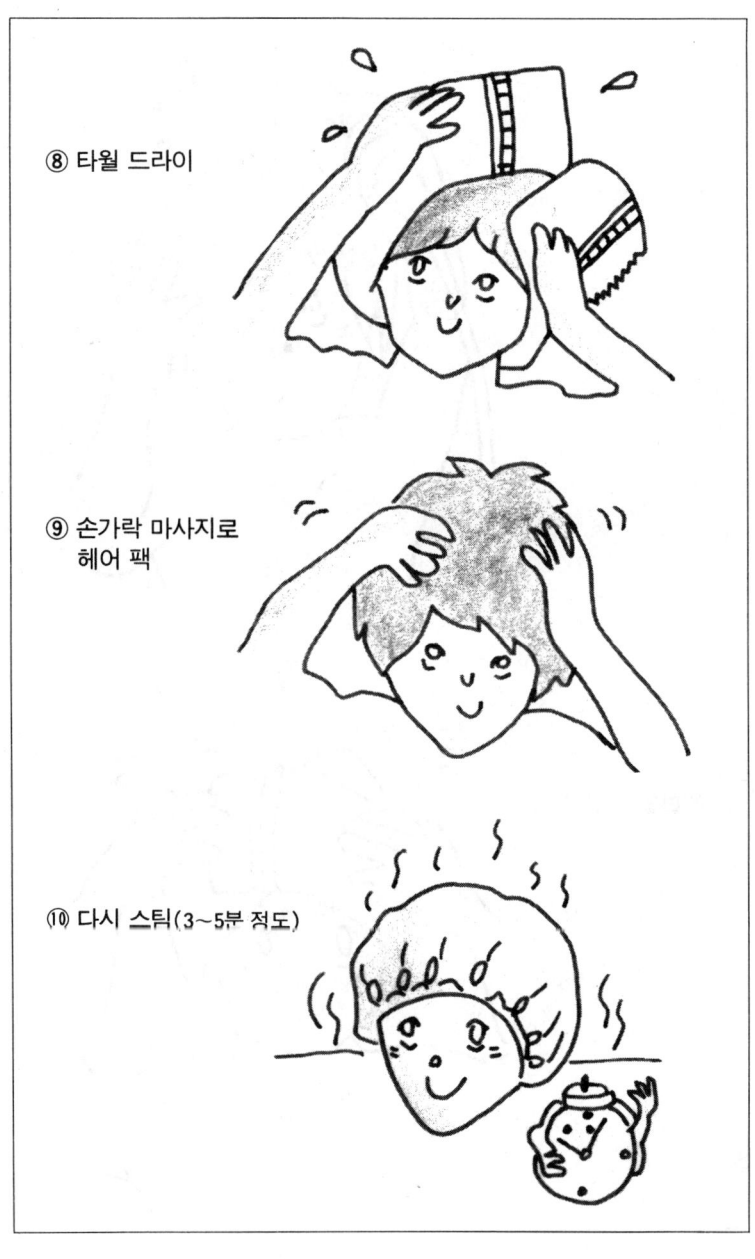

⑧ 타월 드라이

⑨ 손가락 마사지로 헤어 팩

⑩ 다시 스팀(3~5분 정도)

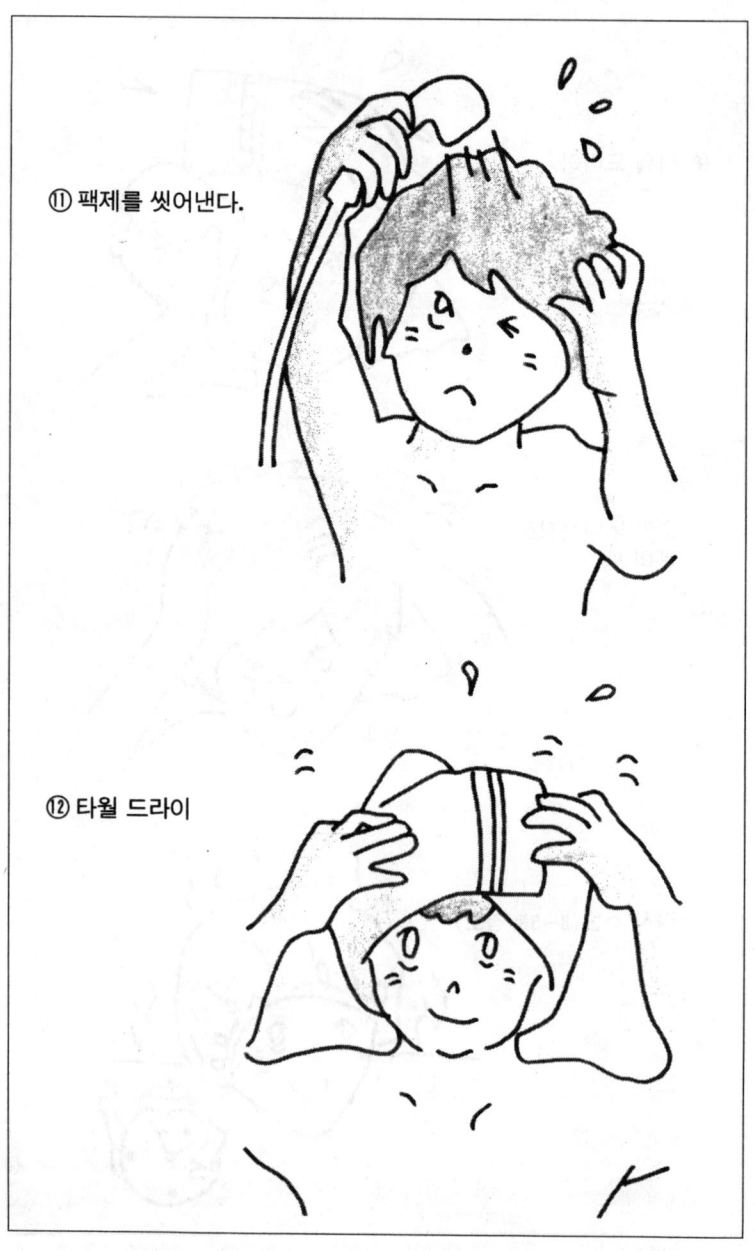

□ 지성(脂性) 타입의 샴푸와 헤어 팩

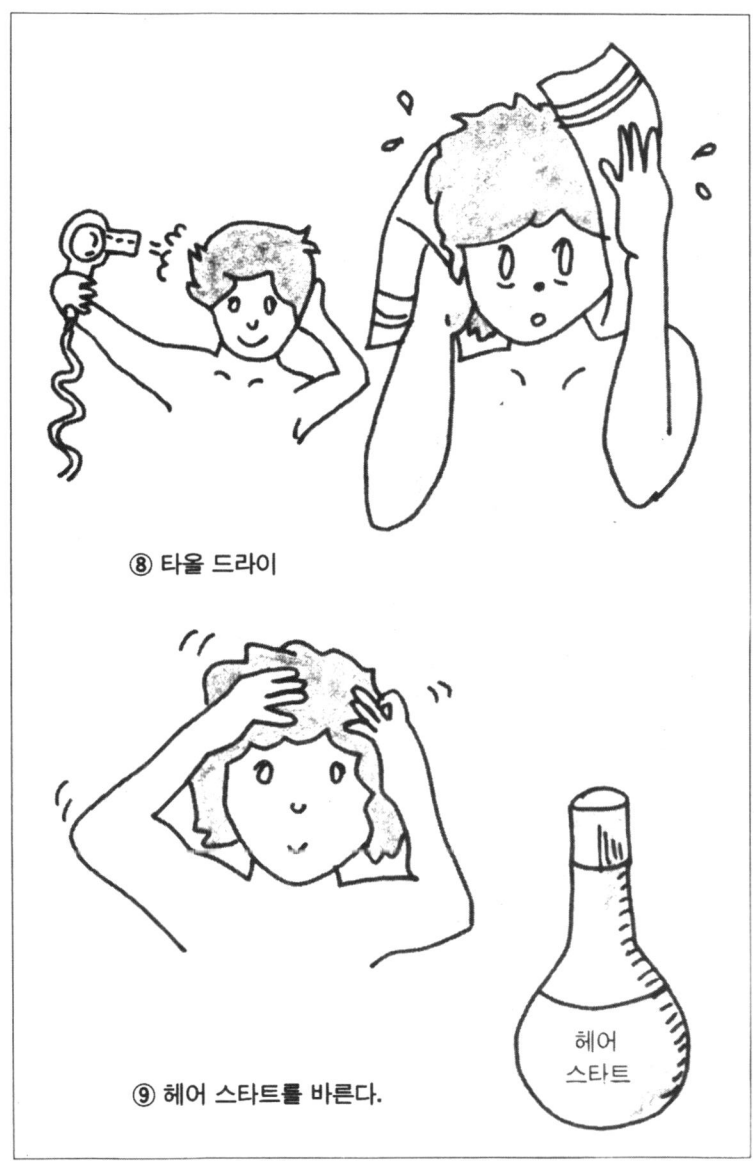

⑧ 타올 드라이

⑨ 헤어 스타트를 바른다.

헤어 스타트

판권본소	사유

백발 예방과 치료법

2011년 9월 20일 인쇄
2011년 9월 30일 발행

지은이 | 현대건강연구회
펴낸이 | 최 상 일

펴낸곳 | 태 을 출 판 사
서울특별시 중구 신당6동 52-107(동아빌딩내)
등 록 | 1973 1.10(제4-10호)

ⓒ2009. TAE-EUL publishing Co.,printed in Korea
※잘못된 책은 구입하신 곳에서 교환해 드립니다

■ 주문 및 연락처
우편번호 100-456
서울 특별시 중구 신당 6동 제52-107호(동아빌딩내)
전화: 2237-5577 팩스: 2233-6166

ISBN 89-493-0381-7   13510